李克光

川派中医药名家系列丛书

廖正烈　主编

中国中医药出版社

·北　京·

图书在版编目（CIP）数据

川派中医药名家系列丛书 . 李克光 / 廖正烈主编 . —北京：
中国中医药出版社，2022.5
ISBN 978 – 7 – 5132 – 6624 – 6

Ⅰ . ①川… Ⅱ . ①廖… Ⅲ . ①李克光—生平事迹 ②中医
临床—经验—中国—现代 Ⅳ . ① K826.2 ② R249.7

中国版本图书馆 CIP 数据核字（2021）第 003950 号

中国中医药出版社出版

北京经济技术开发区科创十三街 31 号院二区 8 号楼
邮政编码 100176
传真 010-64405721
廊坊市祥丰印刷有限公司印刷
各地新华书店经销

开本 710×1000 1/16 印张 11 彩插 0.75 字数 188 千字
2022 年 5 月第 1 版 2022 年 5 月第 1 次印刷
书号 ISBN 978 – 7 – 5132 – 6624 – 6

定价 49.00 元
网址 www.cptcm.com

服务热线 010-64405510
购书热线 010-89535836
维权打假 010-64405753

微信服务号 zgzyycbs
微商城网址 https：//kdt.im/LIdUGr
官方微博 http：//e.weibo.com/cptcm
天猫旗舰店网址 https：//zgzyycbs.tmall.com

如有印装质量问题请与本社出版部联系（010-64405510）
版权专有 侵权必究

流光催我鬓毛领转
眼医岑六十年学海
渊深无止境康强征
路待扬鞭
莫谓呻吟非自唤须
知谨慎系安危勤求
古训探真理博采众
方悟指归
右录拙作区岑满六十年
自勉诗二首
烈光仁棣　雅正
乙酉初冬
克光时年八十三岁

李克光 83 岁时作诗二首，赠予马烈光

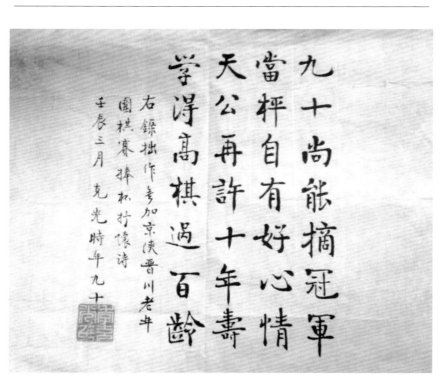

李克光 90 岁获"京陕晋川老年围棋赛"冠军，作诗自勉

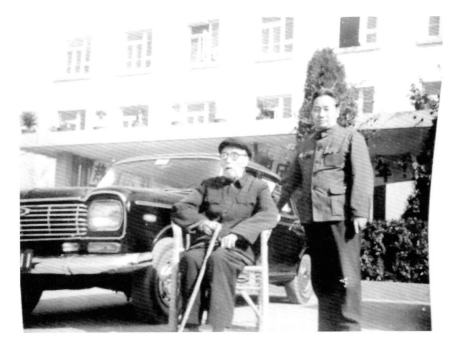

李克光与父亲李斯炽（左）在附属医院新大楼前合影

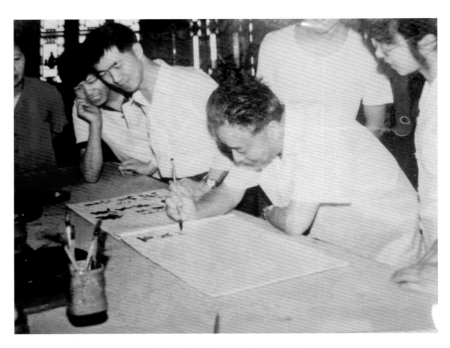

李克光专心为青年学生题词

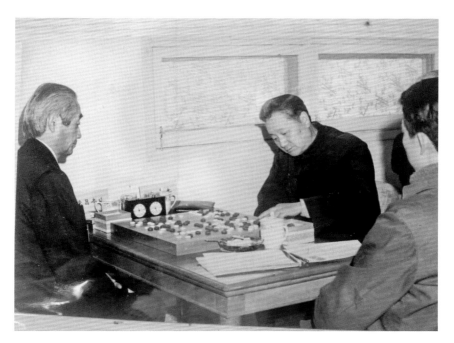

李克光与日本友人以棋会友，聚精会神弈棋

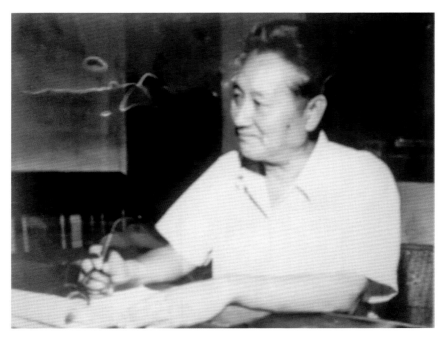

李克光正在写书稿

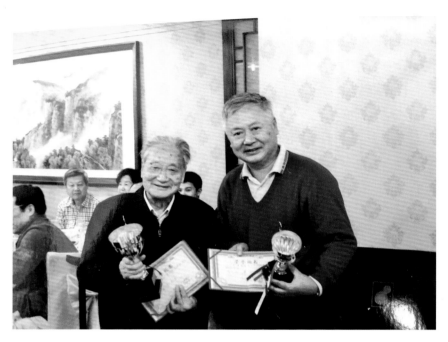

李克光与陈毅元帅的儿子陈丹淮（右）获奖合影

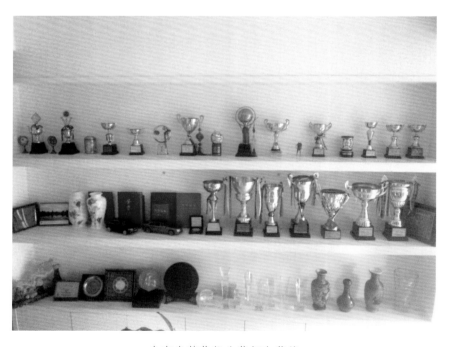

李克光获奖部分奖杯和奖状

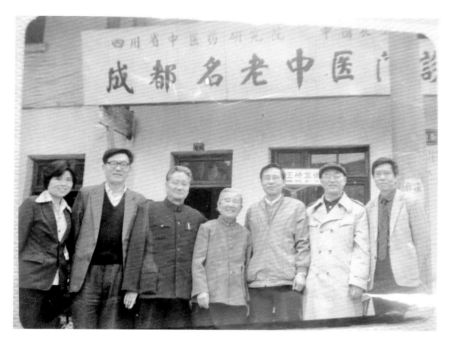

李克光与中国农工民主党老前辈刘云波（中）在成都名老中医门诊部前合影

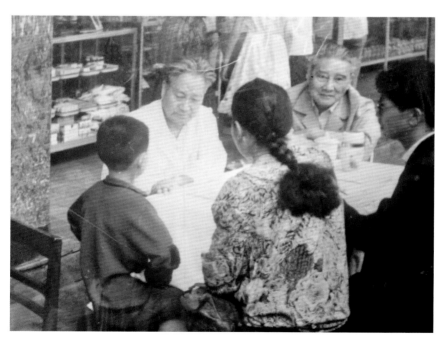

李克光与中国农工民主党四川省秘书长易民昭在给贫下中农诊病

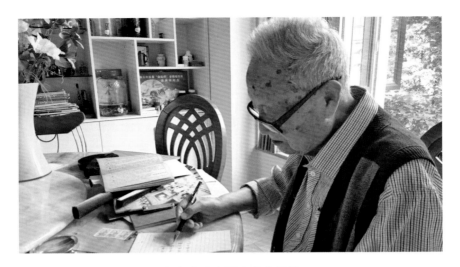

李克光正在写本书的原稿

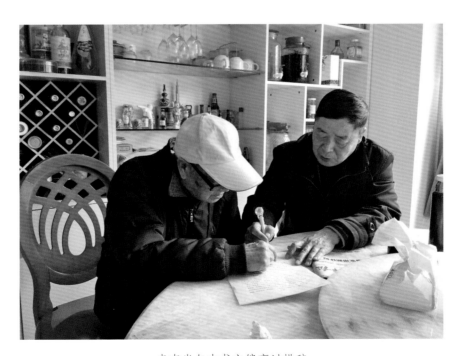

李克光与本书主编商讨措辞

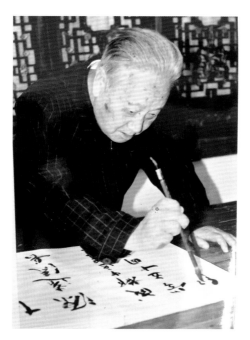

李克光为成都中医药大学成立五十周年题词

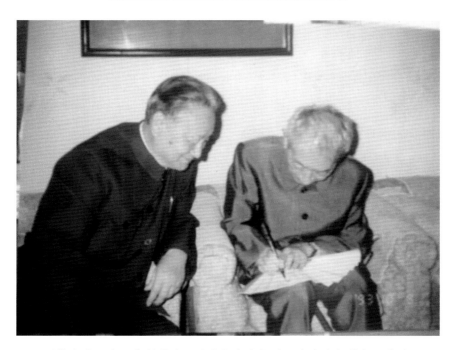

围棋泰斗、旅日华侨吴清源（右）来成都时，李克光与其相见甚欢，
吴以亲笔题名扇相赠

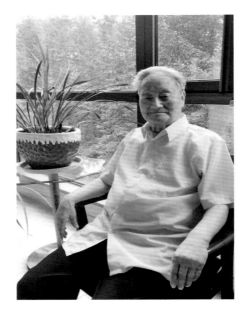

李克光 96 岁生活照

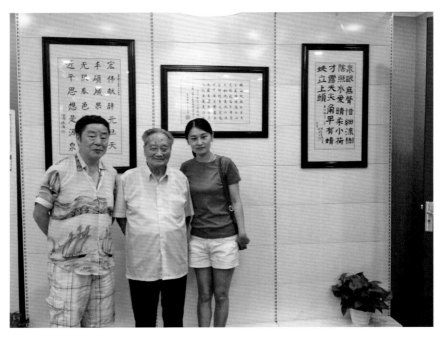

李克光与本书作者廖正烈（左）、侯文婕（右）合影

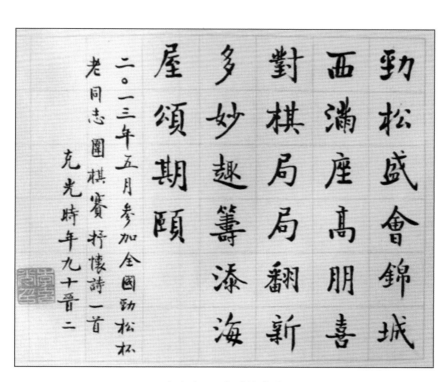

滚滚长江东逝水，浪花淘尽英雄。是非成败转头空。青山依旧在，几度夕阳红。

白发渔樵江渚上，惯看秋月春风。一壶浊酒喜相逢。古今多少事，都付笑谈中。

壬辰清明 书三国演义卷首词 克光时年九十

李克光 90 岁时的书法

勁松盛会锦城，西浦座高朋喜。对棋局局翻新，多妙趣筹添海屋颂期颐。

二〇一三年五月参加全国劲松杯老同志围棋赛抒怀诗一首 克光时年九十晋二

李克光 92 岁时的书法

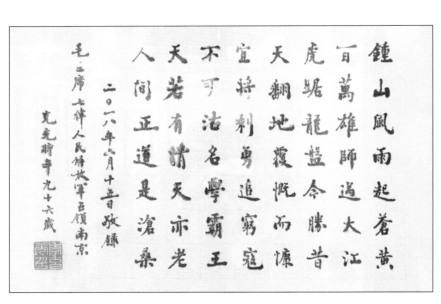

李克光 96 岁时的书法

总序————加强文化建设，唱响川派中医

四川，雄踞我国西南，古称巴蜀。成都平原自古就有天府之国的美誉，天府之土，沃野千里，物华天宝，人杰地灵。

四川号称"中医之乡""中药之库"，巴蜀自古出名医、产中药。据历史文献记载，从汉代至清代，见诸文献记载的四川医家有 1000 余人，川派中医药影响医坛 2000 多年，历久弥新；川产道地药材享誉国内外，业内素有"无川（药）不成方"的赞誉。

医派纷呈 源远流长

经过特殊的自然、社会、文化的长期浸润和积淀，四川历代名医辈出，学术繁荣，医派纷呈，源远流长。

汉代以涪翁、程高、郭玉为代表的四川医家，奠定了古蜀针灸学派。郭玉为涪翁弟子，曾任汉代太医丞。涪翁为四川绵阳人，曾撰著《针经》，开巴蜀针灸先河，影响深远。1993 年，在四川绵阳双包山汉墓出土了最早的汉代针灸经脉漆人；2013 年，在成都老官山汉墓再次出土了汉代针灸漆人和 920 支医简，带有"心""肺"等线刻小字的人体经穴髹漆人像是我国考古史上的首次发现，应是我

国迄今发现的最早、最完整的经穴人体医学模型，其精美程度令人咋舌！这又一次证明了针灸学派在巴蜀有悠久的历史，影响深远。

四川山清水秀，名山大川遍布。道教的发祥地青城山、鹤鸣山就坐落在成都市。青城山、鹤鸣山是中国的道教名山，也是中国道教的发源地之一，自东汉以来历经近2000年，不仅传授道家的思想，道医的学术思想也因此启蒙产生。道家注重炼丹和养生，历代蜀医多受影响，一些道家也兼行医术，如晋代蜀医李常在、李八百，宋代皇甫坦，以及明代著名医家韩懋（号飞霞道人）等，可见丹道医学在四川影响之深远。

川人好美食，以麻、辣、鲜、香为特色的川菜享誉国内外。川人性喜自在休闲，养生学派也因此产生。长寿之神——彭祖，号称活了800岁，相传他经历了尧、舜、夏、商诸朝，据《华阳国志》载，"彭祖本生蜀""彭祖家其彭蒙"，由此推断，彭祖不但家在彭山，而且他晚年也落叶归根于此，死后葬于彭祖山。彭祖山坐落在眉山市彭山县。彭祖的长寿经验在于注意养生锻炼，他是我国气功的创始人，其健身法被后人写成"彭祖导引法"。他善烹饪之术，创制的"雉羹之道"被誉为"天下第一羹"，屈原在《楚辞·天问》中写道："彭铿斟雉，帝何飨？受寿永多，夫何久长？"这也反映了彭祖在推动我国饮食养生方面做出了重要贡献。五代至北宋初年，四川安岳人陈希夷，为著名的道教学者，著有《指玄篇》《胎息诀》《观空篇》《阴真君还丹歌注》等。他注重养生，强调内丹修炼法，将黄老的清静无为思想、道教修炼方术和儒家修养、佛教禅观会归一流，被后世尊称为"睡仙""陈抟老祖"。现安岳县有保存完整的明代陈抟墓，以及陈抟的《自赞铭》，这是全国独有的实物。

四川医家自古就重视中医脉学，成都老官山汉墓出土的汉代医简中就有《五色脉诊》（原有书名）一书，其余几部医简经初步整理暂定名为《敝昔医论》《脉死候》《六十病方》《病源》《经脉书》《诸病症候》《脉数》等。经学者初步考证推断这极有可能为扁鹊学派已经亡佚的经典书籍。扁鹊是脉学的倡导者，而此次出土的医书中脉学内容占有重要地位，一起出土的还有用于经脉教学的人体模型。唐代杜光庭著有脉学专著《玉函经》3卷，后世王鸿骥的《脉诀采真》、廖平的《脉学辑要评》、许宗正的《脉学启蒙》、张骥的《三世脉法》等，均为脉诊的发展做出了贡献。

昝殷，唐代四川成都人。昝氏精通医理，通晓药物学，擅长妇产科。唐大中年间，他将前人有关经、带、胎、产及产后诸症的经验效方及自己临证验方共378首，编成《经效产宝》3卷，是我国最早的妇产科专著。该书与北宋时期著名妇产科专家杨康侯（四川青神县人）编著的《十产论》等一批妇产科专论一起奠定了巴蜀妇产学派的基石。

宋代，以四川成都人唐慎微为代表撰著的《经史证类备急本草》，集宋代本草之大成，促进了本草学派的发展。宋代是巴蜀本草学派的繁荣发展时期，陈承的《重广补注神农本草并图经》，孟昶、韩保昇的《蜀本草》等，丰富、发展了本草学说，明代李时珍的《本草纲目》正是在此基础上产生的。

宋代也是巴蜀医家学术发展最活跃的时期。四川成都人、著名医家史崧献出了家藏的《灵枢》，校正并音释，名为《黄帝素问灵枢经》，由朝廷刊印颁行，为中医学发展做出了不可估量的贡献，可以说，没有史崧的奉献就没有完整的《黄帝内经》。虞庶撰著的《难经注》、杨康侯的《难经续演》，为医经学派的发展奠定了基础。

史堪，四川眉山人，为宋代政和年间进士，官至郡守，是宋代士人从医的代表人物之一，与当时的名医许叔微齐名，其著作《史载之方》为宋代重要的名家方书之一。同为四川眉山人的宋代大文豪苏东坡，也有《苏沈内翰良方》（又名《苏沈良方》）传世，是宋人根据苏轼所撰《苏学士方》和沈括所撰《良方》合编而成的中医方书。上述著作加之明代韩懋的《韩氏医通》等方书，一起成为巴蜀医方学派的代表。

四川盛产中药，川产道地药材久负盛名。以回阳救逆、破阴除寒的附子为代表的川产道地药材，既为中医治病提供了优良的药材，也孕育了以附子温阳为大法的扶阳学派。清末四川邛崃人郑钦安提出了中医扶阳理论，他的《医理真传》

《医法圆通》《伤寒恒论》为奠基之作，开创了以运用附、姜、桂为重点药物的温阳学派。

清代西学东渐，受西学影响，中西汇通学说开始萌芽。四川成都人唐宗海以敏锐的目光捕捉西学之长，融汇中西，撰著了《血证论》《医经精义》《本草问答》《金匮要略浅注补正》《伤寒论浅注补正》，后人汇为《中西汇通医书五种》，成为"中西汇通"的第一种著作，这也是后来人们将主张中西医兼容思想的医家称为"中西医汇通派"的由来。

名医辈出　学术繁荣

中华人民共和国成立后，历经沧桑的中医药受到党和国家的高度重视，在教育、医疗、科研等方面齐头并进，一大批中医药大家焕发青春，在各自的领域里大显神通，中医药事业欣欣向荣。

四川中医教育的奠基人——李斯炽先生，在 1936 年创立了"中央国医馆四川分馆医学院"，简称"四川国医学院"。该院为国家批准的办学机构，虽属民办但带有官方性质。四川国医学院也是成都中医学院（现成都中医药大学）的前身，当时会集了一大批中医药的仁人志士，如内科专家李斯炽、伤寒专家邓绍先、中药专家凌一揆等，还有何伯勋、杨白鹿、易上达、王景虞、周禹锡、肖达因等一大批蜀中名医，可谓群贤毕集，盛极一时。该学院共招生 13 期，培养高等中医药人才 1000 余人，这些人后来大多数都成了中华人民共和国成立后的中医药界领军人物，成为四川中医药发展的功臣。

1955 年国家在北京成立了中医研究院，1956 年在全国西、北、东、南各建立了一所中医学院，即成都中医学院、北京中医学院、上海中医学院、广州中医学院。成都中医学院第一任院长由周恩来总理亲自任命。李斯炽先生继创办四川国医学院之后又成为成都中医学院的第一任院长。成都中医学院成立后，在原国医学院的基础上，又会集了一大批有造诣的专家学者，如内科专家彭履祥、冉品珍、彭宪章、傅灿冰、陆干甫；伤寒专家戴佛延；医经专家吴棹仙、李克光、郭仲夫；中药专家雷载权、徐楚江；妇科专家卓雨农、曾敬光、唐伯渊、王祚久、王渭川；温病专家宋鹭冰；外科专家文琢之；骨科、外科专家罗禹田；眼科专家陈达夫、刘松元；方剂专家陈潮祖；医古文专家郑孝昌；儿科专家胡伯安、曾应台、肖正安、吴康衡；针灸专家余仲权、薛鉴明、李仲愚、蒲湘澄、关吉多、杨介宾；医史专家孔健民、李介民；中医发展战略专家侯占元等，真可谓人才济济，群星灿烂。

北京成立中医高等院校、科研院所后，为了充实首都中医药人才的力量，四川一大批中医名家进驻北京，为国家中医药的发展做出了巨大贡献，也展现了四川中医的风采！如蒲辅周、任应秋、王文鼎、王朴城、王伯岳、冉雪峰、杜自明、李重人、叶心清、龚志贤、方药中、沈仲圭等，各有精专，影响广泛，功勋卓著。

北京四大名医之首的萧龙友先生，为四川三台人，是中医界最早的学部委员（院士，1955年）、中央文史馆馆员（1951年），集医道、文史、书法、收藏等于一身，是中医界难得的全才！其厚重的人文功底、精湛的医术、精美的书法、高尚的品德，可谓"厚德载物"的典范。2010年9月9日，萧龙友先生诞辰140周年、逝世50周年，故宫博物院在北京隆重举办了"萧龙友先生捐赠文物精品展"，以缅怀先生，并表彰先生的收藏鉴赏水平和拳拳爱国情怀。萧龙友先生是一代举子、一代儒医，精通文史，书法绝伦，是中国近代史上中医界的泰斗、国学家、教育家、临床大家，是四川的骄傲，也是吾辈的楷模！

追源溯流　振兴川派

时光飞转，掐指一算，我自1974年赤脚医生的"红医班"始，到1977年大学学习、留校任教、临床实践、跟师学习、中医管理，入中医医道已40余年，真可谓弹指一挥间。俗曰：四十而不惑。在中医医道的学习、实践、历练、管理、推进中，我常常心怀感激，心存敬仰，常有激情和冲动，其中最想做的一件事就是将这些中医药实践的伟大先驱者，用笔记录下来，为他们树碑立传、歌功颂德！缅怀中医先辈的丰功伟绩，分享他们的学术成果，继承不泥古，发扬不离宗，又学有源头，师古不泥，薪火相传，使中医药源远流长，代代相传，永续发展。

今天，时机已经成熟，四川省中医药管理局组织专家学者，编著了大型中医专著《川派中医药源流与发展》，横跨近 2000 年的历史，梳理中医药历史人物、著作，以四川籍（或主要在四川业医）有影响的历史医家和著作作为线索，厘清历史源流和传承脉络，突出地方中医药学术特点，认祖归宗，发扬传统，正本清源，继承创新，唱响川派中医药。其中，"医道溯源"是以清代以前的川籍或在川行医的中医药历史人物为线索，介绍医家的医学成就和学术精华，作为各学科发展的学术源头。"医派流芳"是以近现代著名医家为代表，重在学术流派的传承与发展，厘清流派源流，一脉相承，代代相传，源远流长。

我们在此基础上，还编著了"川派中医药名家系列丛书"，汇集了一大批近现代四川中医药名家，遴选他们的后人、学生等整理其临床经验、学术思想，编辑成册。丛书拟选择 100 人，这是一批四川中医药的代表人物，也是难得的宝贵文化遗产。今天，经过大家的齐心协力终于得以付梓。在此，对为本系列书籍付出心血的各位作者、出版社编辑人员一并致谢！

由于历史久远，加之编撰者学识水平有限，书中罅、漏、舛、谬在所难免，敬望各位同人、学者，提出宝贵意见，以便再版时修订提高。

中华中医药学会　副会长

四川省中医药学会　会　长

四川省中医药管理局　原局长

杨殿兴

成都中医药大学　教授、博士生导师

2015 年春于蓉城雅兴轩

序言————————————————————————————

　　蜀中代有明医出，福惠众生保康宁。川派医家，灿若群星，辉耀古今，造福一方。当代四川医林中，李克光教授无疑是杰出的代表之一。他生于名医之家，其父为蜀医泰斗、著名中医教育家、临床家李斯炽先生。李克光自幼聪慧过人，读书过目成诵，深得父亲器重，常侍左右，故尽得其父真传。他平生以救人为心，活人无数，行医近70年，至今已90余岁，仍耳聪目明，步履矫健，有华、邈之遗风。古人有言，人生三大幸事，谓立德、立功、立言也，李克光教授可谓三者兼具，功德圆满者。他志存高远，淡泊名利，亦医亦相，医人医国，为四川卫生事业和中医学术发展作出了重要贡献。

　　李氏一门，在四川医界颇具影响，至李克光教授是为传承之第二代。克光弟兄七人之中有四人随父习医，长兄李又斯生前为四川医学院附属医院中医外科主任，五弟李克琛生前为成都军区军事医学研究院研究员，六弟李克淦生前为成都中医药大学教授，皆各具医名，唯李克光教授医名最盛。其子侄辈习医者，亦有六七人之众。

　　20世纪50年代初，因其父李斯炽公务繁忙，李克光即代父应诊（时人呼为"少老师"），协助其父编写《中医内科杂病讲义》，作为成都中医进修学校教材；稍后进入四川医学院任住院医师，协助其父撰写了《医学三字经简释》；后调入成都中医学院，主讲中医基础理论、金匮要略、黄帝内经、中医内科学等课程；1985 年调任四川省中医药研究院首任院长，1990 年任四川省政协副主席，1999 年退休。

李克光教授全面继承了李斯炽先生的学术思想，并在长期的医疗实践中加以发扬光大，形成了具有独特见解的学术体系。首先，他最为注重的是医家道德。他常说："医为仁术，必具仁心者方能施此仁术。""病家有难，当感同身受，一心赴救。若怀功利之心，炫技以敛财，则无异于谋财害命。"其次，他反复强调治学须严谨。他常说："医学一门，易学难精，需勤求博采，究天人之理，明气感之宜，悟道全德，精益求精，方不至于临证茫然，无所措手。"另外，他主张人人皆应知晓医理，具备一定的健康知识，防患于未然。他常说："'圣人不治已病治未病'，言医有不病之法。何为不病之法？一言以蔽之，'恬淡虚无'而已矣。"在中医发展问题上，他主张本于经旨，兼采众家，并吸取西医学之长，不断丰富中医学术的内容。在疾病治疗上，他主张详审病因，准确辨证，因人制宜，直中肯綮。在处方用药上，他主张方贵简约，不生枝蔓，当热则热，当寒则寒，中病即止。

李克光教授博学多才，兴趣广泛，于医之外，诗文俱佳，并游艺于书法、围棋等，其技艺皆称上乘。2010 年，88 岁的他，医龄满 60 年，作自勉诗二首。其一曰："流光催我鬓毛颁，转眼医龄六十年，学海渊深无止境，康强征路待扬鞭。"其二曰："莫谓呻吟非召唤，须知谨慎系安危，勤求古训探真理，博采众方悟指归。"足见其积极进取、老当益壮的精神风貌，堪称我等后辈的楷模。

是书汇集了李克光教授的生平、著述、临证治案、医话、学术思想及渊源传承、养生理念等诸多内容，于此可概见其生平与学术之一斑。学者若能读其书、思其理，证诸实践，则足可为养生施治之一助尔。

李继明　序于成都中医药大学

2021 年 10 月

编写说明

李克光教授学识渊博，集文、史、哲、医于一身，以执医为终身之业。他长于临床和教学，更以扶持中医传播享誉当代；他不以学者自限，终日伏案于窗下，而以振兴中医为己任，奔走呼号。他丰富的临床经验和独特的学术主张至今影响其传人及学生们的临床实践。

本书病案的命名、文字的体裁、理法方药的分析、古典医籍的引述等，都保持中医的传统形式。为了使读者易于明了和掌握李克光教授对中医理法方药的运用，病案采用夹叙夹议的写法，一般在初诊时做详尽的分析，如病理变化不大，复诊时仅做一些简要的补充叙述，以免过于冗赘。

为了更好地传承李克光教授宝贵的临床经验，按照四川省中医药管理局的要求，我们收集了现有的资料，且大部分病案都经过李老亲自审阅，全书完成后又进行了全面审稿和补充。

承蒙成都中医药大学李继明教授的多次指导，在文字整理中做了大量的工作，在此表示真挚感谢。本书是在省市领导的热情关怀下，在四川省中医药科学院领导、本院科研处的大力支持下及有关同志的共同协助下写成的，为此，特向有关方面表示诚挚的谢意。

由于我们的业务水平和写作能力有限，若有谬误之处请读者提出宝贵意见，以便进一步修订完善。

本书编委会
2021 年 12 月

目　录

生平简介

　　李克光（1922—），四川成都人，出生于书香世家。曾祖父李仙洲系清咸丰三年（1853）进士。祖父熟先，清末秀才，擅长书画，曾做幕僚，后私塾教学，并与名医董稚庵交厚。其父李斯炽，蜀中名医（曾给毛主席看病，因效佳，被主席称为名医），四川国医学院教务主任、院长，成都中医学院（现成都中医药大学）首任院长，四川医学院（现四川大学华西医学中心）中医教研室主任。李克光4岁即随祖父读私塾，熟读四书五经，高中毕业后跟随父亲学习医学，潜心攻读《黄帝内经》《难经》《伤寒论》《金匮要略》及历代名家医著。在父亲悉心教导下，他朝夕钻研，孜孜不倦，医术臻善。父亲常结合典型病例，联系所学内容串讲，提出要点让他进行思考，不时要求默写复诊患者前次医案、方药，对患者舌、脉、证、服药机变，追问尤详。这种严格、互动的教学法，使李克光从小养成了专心致志、熟读精思、理论联系实际的良好作风，他的内科杂病理论及学术思想，除得之于经典外，主要得之于斯炽公。此外，他常陪斯炽公朋友、同人聚会，当中不乏名医高手、专家教授，他专心聆听他们谈医论药，不时以初生牛犊不怕虎的精神直抒己见，深得名家喜爱。由于李克光善于学习，得其父及众多名医之真传，大大开阔了视野，学到不少轻易不传的宝贵知识。1943年，李克光考上四川大学，攻读5年现代知识，打下坚实的外语等基础。大学毕业后，他下决心继承父业，献身中医，遂悬壶为医，在寿康药室内与父亲同时门诊。因父亲公务繁忙，多数时间是李克光独自应诊，医名日益远播，每日应诊百余人次。1954年秋，成都周边农村水灾后很多患者发生水肿，32岁的李克光投身于崇庆羊马地区的患者救治，用温阳益气法，很快治愈了大规模患者的水肿疾病。1956年，李克光调到四川医学院中医教研组，任教师、医生，对新教研室的组建、青年师资的培养、教材的建设及教研室管理提出了很多合理化建议，为建立健全科室规章制度付出了大量心血。他编辑《医学三字经简释》《祖国医学》《中医学讲义》等多部教材，作为西医院学生的中医教材；成立中医病房，任中医科血液病研究组负责人，专门收治当时难治的再生障碍性贫血患者。1959年，成都水肿病情泛滥，李克光再次受命，治愈了大量水肿病患者，受到省市领导和患者的极高评价。在上级领导的再三要求下，李克光1963年调入成都中医学院，任院长室院长助理。

1978 年，李克光参加编写全国中医教材《内经》《中医基础理论》；被选为第四、五、六届成都市政协副主席；1979 年晋升为成都中医学院副院长，1981 年受聘为全国首批硕士研究生导师；1985 年调入四川省中医药研究院，参与建院事宜；1999 年后李克光在成都名老中医门诊部、金河门诊应诊，并在四川省老年保健大学亲自上课，讲养生和中药。

李克光先后就职于四川医学院、成都中医学院，历任内科、中医学基础、内经、金匮等教研室主任，成都中医学院副院长、四川省中医药研究院院长。国家教育委员会首批核准的中医硕士研究生导师，四川省中医药学会名誉会长，中华全国中医学会理事，内科学会常务理事，《实用中医内科学》《中国中医年鉴》《金匮要略》及多家医药杂志的编委，被张仲景国医大学聘为特约教授。任四川省老年保健大学名誉校长，全国人大代表，成都市政协副主席，四川省政协副主席，成都市农工主委，中国农工民主党中央委员会委员，四川省政府科技顾问团成员，四川省卫生志编委会常委，四川省中医高级职称评审团副主任委员。

李克光有专著《中医内科杂病讲义》《医学三字经简释》《实用内经选》等，撰写《治疗肺脓肿的初步报告》《素问玄机原病式探讨》《运气学说管窥》等 10 余篇文章，主编《实用中医内科学》《金匮要略》《祖国医学》《中医学讲义》《金匮释译》《金匮教学参考书》。

《内经》是中医学术的渊薮，历来被尊为经典，奉为楷模，故注释者众。这些注释不但带有注释者当代的"烙印"，反映了所处时代对《内经》哲学思想、学术观点及理论原则的看法，而且还应用注释经典这一特有形式，将那个时代医学的发展浓缩为注文，并依附《内经》而予以新解与阐发。杨上善注《太素》是现存《内经》最早的注文，对《内经》原文颇多阐发，具有很高的学术价值，全面反映了后魏、隋唐之际的学术和医学发展水平，值得加以深入研究。李克光研究《内经》《太素》多年，并撰写《太素杨注研究》《内经五运六气述要》《讲授内经的几点体会》《藏象新探》等较高水平的论文而引起学术界的重视。因李克光有深厚的家学渊源和丰富的临床经验，长期担任内经、金匮教研室主任，分管科研的副院长等职，既有一定的学术水平，又具有较强的组织领导能力，故 1983 年卫生部中医古籍整理办公室将《太素》的整理研究任务落实给李克光，任命其为《太素》整理研究的课题负责人。

　　领受任务以后，李克光组织课题组成员研究课题进度、制订计划、落实分工，并要求大家围绕本课题博览群书，查找资料，摘录卡片，召集课题组成员开会，做了大量前期准备工作。在此基础上，他们筛选出最佳版本为底本和主校本，并通过了开题报告会，开始进行《太素》校注。本项工作历经 10 年艰辛终于取得可喜的成果，完成校注及语译各 25 卷，两书共约 150 万字，达到卫生部和国家中医药管理局要求，这是国家重点古籍整理中分量最重、难度最大、研究基础最薄弱的一部优秀古典医籍。课题组成员还深入研究和探讨该书的特色和学术价值，李克光亲自撰写了具有一定深度和较高水平的校注后记，是一篇系统研究《太素》的难得之作。该项科研项目 1995 年在北京顺利通过专家评审。

临床经验

川派中医药名家系列丛书

李克光

一、医案

（一）再生障碍性贫血

彭某，男，10 岁

2 个月前开始感到疲乏无力、精神萎靡，近 10 天出现鼻部、牙齿部位出血，面容黄瘦，不规则发热，下肢有散在出血点，纳差，苔白腻，脉濡弱。血常规检查：红细胞计数 2.25×10^{12}/L，白细胞计数 2.8×10^9/L，血小板计数 30×10^9/L，血红蛋白 30g/L，经某医院骨髓穿刺术确诊为再生障碍性贫血。前医以益气补血之法施治，但始终无法改善症状，反致饮食难进，病情更趋严重。经用激素、抗生素，先后输血，症状暂时改善，但不久血常规各项指标又下降，故来中医科就诊。

查见面色苍白，身软乏力，纳差，苔白腻，脉濡弱，显属血虚。据舌脉证断其脾为湿困、气血两虚。

治分两步，先用藿香正气散、三仁汤健脾化湿，后以香砂六君子汤、八珍汤芳香醒脾、气血双补。守方守法，两个月之后收得全功。

加注：再见到患者已 40 岁，任德昌糖厂厂长，身体健壮。彭某一家人都是李克光的忠实病家，或亲来看病，或信函、电话求医，医患关系早已转为朋友之谊了。谈及此例，李克光深有感触地说：该病辨证准确，施治得当，自然效果佳良，倘未分步施治，一味蛮补，必将越补越壅，后果堪忧。

一般治疗：采用简易办法治疗。潞党参 60g，大枣 12 枚当茶饮；黑木耳 30g，红枣 30 枚，日服 1 剂；花生衣 60g，旱莲草 60g，日服 1 剂。上方适用于阴虚火旺的各种出血症。潞党参 20g，当归、熟地黄各 10g，补骨脂 15g，淫羊藿 15g，制附片 10g，仙鹤草 30g，炒白术 15g，炙甘草 10g，陈皮 5g，适用于阳虚性皮下出血，四肢发凉者。

（二）心系疾病

李克光治心系疾病，特别重视整体观。因为心脏有病可影响他脏，而他脏病变亦可干犯心脏。尤其久病心痛，心悸患者，每多兼见肝肾或脾胃病变。

心痛心悸之证，虚多邪少，临床总以阴阳气血亏虚最为多见。诊治此类病症，李克光认为当遵仲景炙甘草汤方义，扶正为主，调补阴阳气血。根据阴阳气血互根的原理，采用补阴顾阳、补阳护阴的方法，处方选用枣皮、地黄、五味子、菟丝子、枸杞子、淫羊藿、当归、龙眼、牡蛎等药以滋潜镇摄、补阴血而顾阳气。同时要注意，补而不通则气壅，气壅不但滞邪，且使药力不能运达病所，但通之太过又恐耗伤正气，故应掌握好补中有通、通而勿耗的分寸。如心痛一证，兼有痰阻者不主张峻剂祛痰，只需瓜蒌薤白半夏汤加温胆汤即可；兼有瘀血者，亦不宜猛剂逐瘀，可用丹参、当归、郁金、鸡血藤等以行血止痛。在运用养心补肾药时，可配合疏肝运脾法，香附、牡丹皮、木香、厚朴、茯苓、泽泻等常选用之。至于桂枝、生姜、薤白、菖蒲等品，虽有温通宣痹之功，但药性辛散，用量宜轻，体虚者尤宜审慎。

疑难杂病，李克光均审证精详，故能见微知著，活法圆通。治疗心痛，世人多以心血瘀阻立论，施以活血化瘀法。李克光不拘泥于某方某法，因为那样会使视野狭窄。心痛固多瘀血为患，然阴阳气血亏虚及气滞痰阻者亦不少见，如概以逐瘀之法，则不能完全切中病情。他提出治疗心痛的三大要点：一是扶正为主。只有正气日充，才能抗邪。在扶正基础上，酌加祛邪，则祛邪而不伤正。二是注重整体观。心病每伴他脏病变，特别是肝肾与脾胃症状，故治疗心痛常兼治肝肾、脾胃，不可不知。尤其要兼治肾脏，特别对久患心痛者治肾更为重要，所谓久病之伤，穷必及肾是也。三是组方精当。要注意"补阴顾阳，补阳护阴""补中兼通，通而勿耗"。本病正虚多兼邪实，应以补为主，通为辅。这些观点，符合临床实际，其言中肯，慧眼独具。

案一：杨某，男，68岁，退休干部。

长期自觉心前区憋闷疼痛，头晕耳鸣，盗汗，足肿。西医确诊为高血压、冠心病。服西药效不显，改服活血化瘀、通痹止痛中药，两个月后心痛、憋闷、压抑感减轻，他症加重，头晕胀痛、视物昏花、面赤口酸、全身乏力，为求进一步治疗特来就诊。查见舌红略暗。苔白滑、脉浮弦。

辨证：肝肾阴亏，水湿停蓄。

缘其头晕、耳鸣、盗汗、脉浮弦，显系肝肾阴亏之象，肾阴亏耗则不能上济心阴，肝阴不足则不能濡润心脉。其下肢浮肿、苔白滑又为水湿停蓄之征。心脉本已失养，复加水湿停蓄，故心前区憋闷疼痛，似有物压感觉。本应养阴柔筋为治，反服活血化瘀开痹之药，冀图以通为快。不知通药多辛温香窜，最易耗阴，阴愈耗则阳愈亢，故前症未已，复加头晕胀痛、视物昏花、面部烘热等症。肝味酸，肝经阳热上冲，故口带酸味。肝在体为筋，筋脉失养，更兼湿邪，故体困乏力。

本病采取治本缓图之法，看似较慢，实则快捷。以养阴柔筋为主，兼以潜阳除湿，缓缓调治。

处方：女贞子15g，旱莲草15g，白芍15g，枸杞子15g，制首乌15g，菊花10g，钩藤15g（后下），龙骨10g，牡蛎10g，牛膝10g，冬瓜仁10g，茯苓15g，竹茹10g。

方中应用女贞子、旱莲草、白芍、枸杞子、制首乌，滋养肝肾而柔筋；菊花、钩藤、龙骨、牡蛎平肝以潜阳；牛膝、冬瓜仁、茯苓导泻湿邪；加竹茹以杜肝风夹痰之弊。上方加减进退，3个月后诸症全失，患者心情极为舒畅。随访3年，心痛病再未复发。

案二：患者，男，43岁。

患者3年前即患心痛，经西医检查确诊为冠心病，长期未能治愈。近来验血后又诊断为合并高脂血症。现症：心痛彻背，胸闷气短，头晕，心慌心跳，烦躁失眠，周身乏力，食少腰痛，膝以下肿。其人体态肥胖，诊得脉象细弱，两尺尤弱，舌体胖嫩，质红少苔。

据上述脉症分析：舌体胖嫩、脉弱、气短、食少、乏力，为阳气不足之征。舌质红少苔，烦躁失眠，脉象细涩，又为阴血衰少之候，气血不充则致头晕。心之阴气不足则发为心慌、心悸。心阳不宣，心脉失养则发为胸闷、心痛彻背等胸痹心痛症状。故应以补心之气阴，安神镇静，兼顾其肾为法，天王补心丹颇为对证。

处方：党参 9g，柏子仁 9g，炒酸枣仁 9g，茯神 9g，远志肉 9g，天冬 9g，生地黄 9g，当归 9g，玄参 9g，丹参 12g，五味子 6g，炙甘草 3g。

服上方 4 剂，心痛胸闷大减。近日来睡眠颇为安稳，饮食稍有增加，但乏力、心悸、头晕、腰痛、水肿等症仍在。最近又感眼胀，两尺脉仍沉弱。此心气得养，心阳稍得开豁。但心肾气阴仍属不足，拟心肾两补法，用生脉散合六味地黄丸加味。

处方：党参 9g，麦冬 9g，茯神 9g，生地黄 9g，泽泻 9g，山萸肉 9g，牡丹皮 9g，怀山药 12g，丹参 12g，龙骨 12g，牡蛎 12g，桑寄生 12g，炙甘草 3g。

上方续服 10 剂，近来未觉心痛，腰痛好转，水肿渐消，精神转佳，睡眠稳定，每餐能吃 200g 左右，但食后胃中微感饱胀。最近喉中堵气，胸闷，性急，头晕，眼微胀，有时仍有心慌，脉象细涩。心肾虽得调养，但肝气又稍有郁滞，于上方中稍加疏通之品。

处方：太子参 9g，麦冬 9g，茯苓 9g，薤白 9g，全瓜蒌 21g，怀山药 12g，百合 12g，牡丹皮 12g，刺蒺藜 12g，牡蛎 12g，五味子 6g，炙甘草 3g。

服上方 4 剂后诸症均有好转，胸闷、胃胀、喉间堵气等症状消失。自觉心情舒畅，脉象亦稍转有力，睡眠安稳，心痛一直未再发作，但尚微觉心累，头晕，腰痛，眼胀。仍本双补心肾气阴之法。

处方：党参 9g，麦冬 9g，当归 9g，牡丹皮 9g，泽泻 9g，怀山药 12g，茯苓 12g，丹参 12g，菟丝子 12g，五味子 6g，炙甘草 3g。

上方续服 12 剂，诸症若失。最近能走 2km 山路进行锻炼，只微觉心累，但又出现足微肿、眼微胀等症，鼻中并有轻微出血。拟原方出入，并加白茅根止鼻衄。

处方：太子参 9g，麦冬 9g，山萸肉 9g，茯苓 9g，牡丹皮 9g，川断 9g，牛膝 9g，泽泻 9g，车前子 9g，五味子 6g，怀山药 12g，白茅根 12g。

上方续服数剂，已无明显症状，到医院检查心脏，运动试验阴性，心率 85 次 / 分，随访年余未复发，可认为病已痊愈。

案三：患者，男，51 岁。

平时觉心中苦闷不舒，背部有发紧感，常令人用力捶打，借以缓和痛苦与不适感觉。长期患心痛，气候环境、生活起居及思想情绪稍有不适，即能引起心痛，痛甚则晕倒。患者精神萎靡，视力减退，思考则头晕，睡眠欠佳。脉来迟缓；血压 140/90mmHg。曾经西医诊断为冠心病。精神萎靡、脉来迟缓知为阳气不足，肝失所养则视力减退。心气虚则心神不敛而致失眠，心阳不宣发为心痛，气虚则留气结于胸中而发为胸中苦闷不舒。背为阳，阳气不足，气机不畅，故背部有发紧感；用力捶打以助其阳气运行，故痛苦得以缓解。应以补气通阳开痹为主，用党参、炙甘草以补气，枸杞子以补肝明目，茯神、龙骨以补心安神，山萸肉、菟丝子以补肾培元。再本《金匮》治胸痹方义，用法半夏、瓜蒌、薤白、桂枝、广陈皮、厚朴以通阳开痹。"血为气之母"，故再加当归、白芍补阴血以生阳气。

处方：党参 9g，茯神 9g，龙骨 9g，山萸肉 9g，菟丝子 9g，枸杞子 9g，白芍 9g，当归 9g，法半夏 9g，全瓜蒌 9g，薤白 6g，桂枝 6g，广陈皮 6g，甘草 3g。

二诊：服用前方 10 剂，诸症减缓，历时月余，胸痹心痛未见复发，其他症状也有显著好转，但脉气尚不充实，至数不甚明晰，营气尚未恢复。仍按前法处理，加重充实营气，调养血脉。

处方：党参 9g，天冬 9g，柏子仁 9g，丹参 9g，白芍 9g，当归 9g，生地黄 9g，菟丝子 9g，薤白 9g，茯神 15g，牡蛎 15g，甘草 3g。

三诊：连进 10 剂，诸症继续减退，胸痹心痛已基本告愈，眠食均佳。但脉象转见弦数，验舌无苔，心阳虽渐复而肾阴又嫌不足。再以柔肝养肾兼宣通心阳之法，作丸 1 料，进行调理，以缓缓图之。

处方：党参 9g，炙甘草 9g，丹参 15g，柏子仁 15g，龙骨 15g，山萸肉 15g，菟丝子 15g，怀山药 30g，石斛 30g，女贞子 30g，炙首乌 30g，牡蛎 30g，玄参 30g，白芍 24g，天冬 18g，茯苓 18g，牡丹皮 12g，泽泻 12g。

上药共研细末，炼蜜为丸，每丸 6g，每日早晚各服 1 丸。

案四：患者，男，40 岁。

患者久患心痛，尤以下半夜发作较剧，并发心悸、心慌，发作时牵引背部，左肩亦痛，全身有缩窄紧张疼痛感觉，关节疼痛，足部微肿，形寒畏冷，胸中窒闷，咳嗽吐痰，虚羸乏气，食少腹胀，大便时溏时秘，头晕，睡眠甚差，夜间盗汗，舌苔干红，心脉浮弱。虚羸少气，形寒畏冷，显系阳气不足之征。脾阳不振，则食少腹胀。脾不行水，水饮内聚，或成痰而生咳嗽，或下流而发足肿。胸阳不宣则胸中窒闷。其睡眠甚差，夜间盗汗，舌苔干红，又为阴血不足之见症。血为气之母，气为血之帅，两者不足，交互影响，而成此阴阳气血俱虚证候。其头晕，大便时溏时秘，也属阴阳俱虚之象。气主煦之，血主濡之，关节疼痛，为气血不能煦濡所致。气血不能护养心脉，故见心脉浮弱。

综合以上症状分析，本例心中痛悸，以阴阳气血俱虚为主，而致心脉失于通畅，加痰饮内聚，使心脉更加痞塞。其发作在下半夜更甚者，以阴寒大盛之故。左肩是手少阴心经所过部位，故其疼痛亦向左肩放射。本例应以久心痛名之，治法则以温阳开痹、行水化痰、补益气血、养阴安神为主。温阳用吴茱萸、桂枝；开痹用瓜蒌、薤白；化痰用法半夏、茯苓；补气用党参、炙甘草；补血用秦当归、白芍；养阴用怀山药。

处方：吴茱萸 6g，桂枝 6g，瓜蒌 6g，薤白 6g，党参 12g，怀山药 12g，白芍 12g，秦当归 9g，酸枣仁 9g，茯苓 9g，法半夏 9g，炙甘草 3g。

上方服 10 剂，心中悸痛大减，饮食、睡眠均改善，余症相应好转，最近因生气，微感两胁胀痛，性急易怒，心脉仍弱，肝脉微弦。宗前方意，稍加疏肝利气之药，并拟丸方以缓调之。

汤剂：太子参 12g，白芍 12g，牡蛎 12g，刺蒺藜 12g，川楝炭 12g，瓜蒌 21g，薤白 6g，吴茱萸 6g，麦冬 9g，茯苓 9g，法半夏 9g，甘草 3g。4 剂。

丸方：党参 30g，麦冬 30g，茯苓 30g，黄精 30g，玉竹 30g，浮小麦 30g，牡蛎 30g，白芍 30g，菟丝子 30g，刺蒺藜 30g，瓜蒌 30g，法半夏 30g，薤白 15g，郁金 18g，杏仁 24g，酸枣仁 24g，柏子仁 24g，当归 24g，怀山药 24g，远志 9g，菖蒲 12g，吴茱萸 12g，炙甘草 12g。上药共研细末，炼蜜为丸，每丸 9g，每日早晚各服 1 丸。

服用 3 个月后，心痛又有改善，胸闷怕冷亦减轻，目前觉眼睛干痛，睡眠尚差，口中津液不足，大便时秘，晚间出汗，精神较前稍好，但仍觉乏力。此应重在育阴，兼以补气，再拟丸方长期调理。

处方：太子参 30g，黄精 30g，生地黄 30g，芡实 30g，厚朴 30g，玉竹 60g，麦冬 60g，茯苓 60g，牡蛎 60g，制首乌 60g，菟丝子 60g，女贞子 60g，旱莲草

60g，浮小麦 60g，大枣 60g，怀山药 75g，五味子 15g，丹参 15g，龙眼肉 15g，炙甘草 15g。上药共研末，炼蜜为丸，每丸 9g，每日早晚各服 1 丸。

服用 3 个月后，心痛、心悸、心慌等症已基本消除，目前只觉两胁时痛，食少腹胀，晨起有恶心现象，大便中夹气泡，言少。经检查肝功能正常，脉象弦细，舌质干，苔微黄。此为肝郁克脾，有化热之象，后以疏肝运脾法为主调理，续服 10 余剂，诸症即告消失，心痛一直未发，随访 3 年余，患者一直正常工作。

对于心痛的治疗，李克光认为不可拘泥于某方某法，仍应辨证施治。如冠心病所并发的心绞痛，有瘀血者固为多见，但阴阳气血亏虚及气滞痰阻者亦属不少，若概以逐瘀之法治疗冠心病，则不能完全切中病情，学者于此应多加留意。

临床中所见之心痛患者，多表现为阴阳气血亏虚，故治疗本病，应以扶正为主，使正气充足，则正能抗邪。在扶正的基础上，再加祛邪之品，则祛邪而不致伤正，可使患者的体质不断增强，病邪渐去，疼痛亦由此而缓解。若痰浊、瘀血阻滞较甚，心痛较剧，不攻逐不足以缓解其剧痛者，亦应用祛邪之法。然祛邪亦当顾正，适可而止。切不可屡攻屡逐，否则必将导致正愈虚而邪愈实，给后期治疗造成困难。特别是对长期心痛的治疗，更应注意扶持阴阳气血之正气，纵然有瘀血、痰浊，亦应慎重处理。祛痰不宜用峻剂，如温胆汤、瓜蒌薤白半夏汤之类即可；逐瘀不宜用猛药，如丹参、当归、郁金、鸡血藤、琥珀之类即可。补阴顾阳，补阳护阴。心痛多为久病阴阳两损之证，在病变的发展过程中，有的以阴虚为主，有的以阳虚为主。由于阴阳互根，如见阴虚为主者，单纯补阴而不顾阳，则必导致阴盛阳衰；如见以阳虚为主者，单纯补阳而不护阴，则必导致阳亢阴虚。故在用药中，要采取"补阴顾阳，补阳护阴"的方法，才能使阴阳逐渐归于平和，阴平阳秘，病情亦由此而缓解。

李克光最喜选用阴阳兼顾的药物，如：山萸肉、菟丝子、五味子、淫羊藿等，既可补阳，又兼护阴之用；当归、熟地黄、枸杞子、龙眼肉等，既补阴血，又兼顾阳气；龙骨、牡蛎，育阴潜阳，摄纳精气，也可起到阴阳双补的作用。补中兼通，通而勿耗，补而不通则气壅，气壅不但恋邪，且使药力不能运达病所。但通利过甚则又使正气耗损，故应适当掌握。凡滋阴壮阳、益气养血之品均补；凡疏肝行气、通阳利水之品皆通。本病既以正虚邪实为多见，故应以补为主，以通为辅。补应随其阴阳气血之偏虚而分别补之，通则应多选通而不耗正气之药。如刺蒺藜、牡丹皮、川楝炭、瓜蒌、茯苓、茯神、泽泻等，其他如广木香、郁金、厚朴、香附等，亦可选用。至于薤白、石菖蒲、桂枝等，温通之力较强，则用量宜轻。

心脏有病可以影响其他脏腑，其他脏腑有病也可以侵犯心脏，在临床上心痛往往都伴有其他脏腑的病变。故李克光主张治疗心痛病要有整体观念。李克光治疗心痛，常兼治肝肾，而尤以兼治肾脏为多。他认为对久患心痛病者治肾更为必要，古人有"欲养心阴，必滋肾阴，欲温心阳，必助肾阳"之说，确为经验之谈。心与脾胃之间有 3 条经络相连，故心痛常伴有消化道症状，在治疗中应分清两种情况：一是以心痛为主伴有脾胃症状者，应以治心痛为主兼治脾胃；一是以脾胃症状为主或先有脾胃症状然后波及心脏发为心痛者，以治脾胃为主，兼治心脏，脾胃病退则心痛自然缓解。

（三）水肿病

1. 关于水肿病的认识

水肿是指体内水液潴留，泛溢肌肤，引起以头面、眼睑、四肢，甚至全身浮肿等为临床特征的一类病证。本病有风邪袭表、外感水湿、饮食不节及禀赋不足、久病劳倦，形成本病的机理为肺失通调，脾失转输，肾失开阖，三焦气化不利。临床分为以下几型：

（1）风寒束肺，风水相搏证　治法：散寒祛湿，宣肺利水。本证是肺之布达、通调为风寒之邪所阻，致水之上源壅闭，故用疏风宣肺以恢复肺之宣降、水道通调，通调正常则水自下趋，尿自外排，水肿自消矣，正如《内经》所谓"其在皮者，汗而发之"及后世"提壶揭盖"之谓。临床治疗可选用麻黄加术汤或麻黄杏仁薏苡甘草汤合五苓散加减。前两方均由麻黄汤加减而来，适用于风寒夹湿证，其中麻黄加术汤发汗之力强，麻黄杏仁薏苡甘草汤渗湿之功甚。五苓散重在渗湿利水，兼有健脾化气之力，与前两方合用可达散寒解表、祛湿利水之功。常用药物有麻黄、桂枝、白术、杏仁、薏苡仁、茯苓、泽泻等。根据兼症加减如下：若见咳嗽气逆，咳痰不利，可加泻肺平喘的桑白皮、紫苏子；若咳喘较甚，加降气平喘的葶苈子、白芥子；若汗出恶风，卫阳已虚者，可用固表利水消肿的防己黄芪汤加减；若尿中泡沫多，尿蛋白较多者，可加祛风的蝉蜕、僵蚕等。根据变证转方：若水气凌心，症见高度水肿、腹胀满、小便短少、胸闷气急不能平卧、咳喘等，则用温阳泻肺利水之真武汤合葶苈大枣泻肺汤加减。

（2）风热犯肺，水邪内停证　治法：疏风清热，利水消肿。本证同为上焦不得布达通调，但壅阻之邪为风热，故拟疏散风热，待风热之邪得散，而肺之通调水道功能得复而水肿自消。选方用药思路：可选用越婢加术汤或银翘散加减。前方疏风清热，兼能除湿，适用于急性肾炎初起，风水搏击，起病急骤者。后方解表清热之力强，适用于水肿而表热证重者。常用药物：麻黄、石膏、白术、生姜、大枣、甘草、金银花、连翘、竹叶、荆芥等。根据兼症加减：若咽喉肿痛甚者，可加清热利咽的玄参、板蓝根、桔梗等；若水肿甚，可加浮萍、泽泻、茯苓以助宣肺利水；若热重尿少，尿检红细胞较多，可加清热利尿的鲜茅根、大蓟、小蓟等。根据变证转方：若肝阳上亢，症见头晕头痛、恶心呕吐，甚则惊厥、面浮肢肿、小便短少等，则用平肝潜阳之羚角钩藤汤加减。

（3）热毒内归，湿热蕴结证　治法：宣肺解毒，利湿消肿。本证为热毒内归，影响脾之运化，湿浊内生，湿热蕴结。病性属实，当清热解毒、清利湿热、祛邪泻实，配合宣肃肺气、理脾除湿之法。选方用药思路：可选用麻黄连翘赤小豆汤合五味消毒饮。前方解表泻肺、清热利湿，后方清热解毒、消肿散痈，两方合用，共达利湿消肿、清热解毒之功。常用药物：麻黄、连翘、杏仁、桑白皮、金银花、野菊花、蒲公英等。根据兼症加减：若脓毒甚者，当重用清热解毒的蒲公英、紫花地丁；若湿盛而糜烂者，加清热渗湿的苦参、土茯苓；若风盛而痒者，加祛风止痒的白鲜皮、地肤子、蛇床子；若血热而红肿，加凉血活血的牡丹皮、赤芍；若大便不通，加通下里实的大黄、芒硝。根据变证转方：若热毒内陷，症见神志昏迷、高热谵语，可用安宫牛黄丸灌服。

（4）脾运不健，水湿浸渍证　治法：健脾化湿，利水消肿。本证属因虚致实，当扶正祛邪、调理脏腑功能；"虚者补其不足，实者泻其有余"，予健脾益气法补虚扶正，利水渗湿法祛邪泻实。选方用药思路：五皮饮合胃苓汤。两方合用具有健脾化湿、利水消肿之功，适用于水湿之邪浸渍肌肤，肢体浮肿不退之证。常用药物：桑白皮、大腹皮、茯苓皮、苍术、厚朴、泽泻等。根据兼症加减：若脾虚甚者，宜加补气健脾的白术、黄芪；若脾虚湿困，加化湿健脾的苍术、藿香、佩兰；水肿明显者，加用车前子等；若腰以上肿甚兼有风邪者，加散风除湿的防风、羌活；腰以下肿甚，小便短少者，可加入祛下部水湿的独活、川断等。根据变证转方：湿郁日久化热，症见遍体浮肿、皮肤绷急光亮、胸脘痞闷、烦热口渴、小便短赤或大便干结、苔黄腻、脉沉数或濡数者，宜清利三焦湿热，方选疏凿饮子；若湿热兼有表证者，可选清利湿热解表的藿朴夏苓汤。

（5）脾肾阳虚，水湿内阻证　治法：健脾温肾，利水渗湿。本证应以温补脾肾之阳"补其不足"而扶其正，温肾、健脾二者相辅相成，火生土，温肾可温脾，而健脾可以后天充养先天；以利水渗湿"泻其有余"而祛其邪，邪去正安，有助脾肾功能恢复。选方用药思路：实脾饮或附子理中汤或济生肾气丸加减。根据兼症加减：如气虚甚者，加健脾补气的黄芪、人参；若水肿小便不利，加行水利小便的车前子、泽泻、桂枝；若肾阳虚甚，见形寒肢冷、大便溏薄明显者，加温补肾阳的肉桂、威灵仙；伴有胸水而咳逆上气，不能平卧者，可加用葶苈大枣泻肺汤，泻肺行水，下气平喘；若伴腹水者，可加利水的五皮饮。根据变证转方：若虚阳外越，症见两颧潮红、额汗出、四肢厥冷等，则用回阳救逆之四逆汤加减。

（6）肺肾气虚，水湿内蕴证　治法：补肺益肾，利水消肿。本证属因虚致实，治当以扶正祛邪、调理脏腑功能为原则；"虚者补其不足"，以补肺益肾法治肺肾之气虚而固其本，"实者泻其有余"，以利水渗湿法治水湿之内蕴而图其标。选方用药思路：可选用无比山药丸合补肺汤加减。无比山药丸偏于补益肾气，方中具补益肾精、温肾助阳之品。补肺汤侧重于补肺固表。两方合用加减治疗，共达肺肾同补、金水相生之功。常用药物：山药、肉苁蓉、熟地黄、山茱萸、茯神、菟丝子、五味子、赤石脂、巴戟天、泽泻、杜仲、牛膝、人参、黄芪等。根据兼症加减：若肾气不足，加用补益肾气的桑寄生等；若尿蛋白持久难消者，可加补肾固摄的覆盆子、金樱子、益智仁。根据变证转方：若正虚水邪上犯，症见咳喘、张口抬肩、不得平卧等，则用益气固脱、镇摄肾气之参附汤合黑锡丹加蛤蚧。

（7）肝肾阴虚，水湿内停证　治法：滋补肝肾，利水渗湿。本证为肝肾阴虚，水湿内停，滋阴常易助湿，利湿常致伤阴，治疗两难。唯以滋阴利湿并投，方不至掣肘，故以滋补肝肾扶其正，且以利水渗湿祛其邪。选方用药思路：方选杞菊地黄丸或猪苓汤合二至丸加减。前方滋补有余而淡渗不足，故需增入甘淡渗利之品；后二方相配一以淡渗，一以滋养，较为合拍。常用药物：山萸肉、山药、熟地黄、女贞子、墨旱莲、猪苓、牡丹皮、茯苓、泽泻、枸杞子、菊花等。根据兼症加减：水肿明显，加利水渗湿的车前子、白茅根等；肝阴虚甚，加滋养肝阴的当归、芍药；头部胀痛，表现为肝阳上亢而有热者，可加清肝经之热的山栀、黄芩；肝肾阴虚，肝阳上亢，出现面色潮红、头晕头痛、步履无力，或肢体微颤之症，可选镇肝息风汤加减；肾阴虚，症见腰酸遗精、口干咽燥、五心烦热、舌红、脉细弱等，当滋补肾阴兼利水湿，选左归丸加泽泻、茯苓、冬葵子等；若肺阴不足见咽部黯红、隐痛日久者，可选滋养肺阴的麦冬、玄参等。根据变证转方：若阴虚血热妄行，症见鼻腔、牙龈、皮肤等出血，则可用清热凉血止血之犀角地黄汤加减。

李克光治疗水肿病，除按照肺、脾、肾三脏的虚实寒热辨证外，还配合通利三焦、疏肝行气、养阴利水等法，常取得出人意料的效果。

2. 水肿病治验

案一：罗某，男，56岁，崇庆县羊马场农民。

全身水肿2个多月。2个月前，因崇庆县境内遭受水灾，罗某出现全身浮肿，面无血色，肢冷畏寒，胸腹胀满，不思饮食，小便不利。舌淡苔白，脉象沉细。综合脉症，此病当属阳气虚衰，水饮停滞所致。肾阳不充则浮肿、畏寒、小便不利之症见，命门火衰，导致脾运不健，故有胸腹胀满，不思饮食。治疗应温阳行气，利水消肿。《金匮要略·水气病脉证治》曾提出"阴阳相得，其气乃行，大气一转，其气乃散"，可谓治疗水肿名训，李克光遵经旨用桂枝去芍药加麻黄细辛附子汤治疗。

处方：桂枝10g，生姜10g，大枣10g，甘草6g，麻黄6g，细辛6g，制附片15g。水煎服。

患者服上方2剂后，畏寒现象消除，胸腹胀满情况明显好转，能进饮食，小便增多，肿势亦减轻。续用温阳益气之法，并配合食疗，以期康复。

处方：制附片15g，肉桂3g，熟地黄10g，山茱萸10g，山药15g，茯苓15g，泽泻6g，牡丹皮6g，车前子10g，牛膝10g。

食疗方：薏苡仁15g，扁豆15g，莲子15g，黄豆15g，核桃肉15g，共煮稀粥常服。

患者服以上方药1周后，诸症悉减，体力逐渐恢复，仅有轻微浮肿。以后停用中药，单用食疗方，继续在病房调养 1 周，病愈出院。

案二：严某，男，39 岁，教师，1960 年 11 月 20 日初诊。

患者自今年夏季，即感足胕浮肿，入秋以来，渐觉面目皆肿，下肢酸软，精神不振，疲乏嗜睡，以致难以完成课堂教学任务，特来求治。望诊浮肿明显，面色萎黄，舌苔薄白，六脉沉细无力，显系脾肾俱虚，水气停滞之证。治疗此证，前辈医家多主张强肾固本，若不速救肾中之火，则阳气不充于下，何以生土，土虚又何以制水，王太仆所谓"益火之源，以消阴翳"诚为高论，其用方则当以"金匮肾气丸"为首选，今按景岳先生所言："若病在燃眉，当变丸为汤治之。"

处方：肉桂 3g，制附片 15g，熟地黄 10g，山茱萸 10g，山药 10g，茯苓 10g，牡丹皮 6g，泽泻 6g，车前子 10g，川牛膝 10g。水煎服，连服 3 剂。

二诊：11 月 24 日。患者服上方 3 剂后，小便量次明显增多，浮肿亦渐减轻，精神稍有改进。唯久病难求速愈，可改用丸剂，并配合食疗，缓缓调治。

处方：金匮肾气丸 2 瓶（中成药），每次服 15g，每日服 2 次，车前草 50g，水煎成 200mL，送服肾气丸。

食疗方：薏苡仁 15g，扁豆 15g，莲子 15g，黄豆 15g，同煮稀粥常服（一日用量）。该患者坚持服上述方药，并配合食疗，至翌年 3 月，肿病痊愈，身体平复。

案三：李某，男，30 岁，广播电台播音员。

1975 年夏，李克光带领学生赴西昌地区医院临床实习，第二日清晨，该院内科病房即邀请李克光会诊一位慢性肾炎尿毒症患者。患者入院已经 3 日，肢体面目明显浮肿，神疲嗜睡，少气懒言，患者最感痛苦者为小便不利，以致小腹胀满，腰部疼痛，入院以后虽经导尿，尿量仍然很少，患者及家属均急切盼望服用中药解决小便问题。诊得患者六脉沉细，肢冷畏寒，辨证为肾阳虚衰，不能化气行水，以致肢体浮肿，小便困难，治当温补肾气、通调水道。

处方：附片 30g（先煎），肉桂 5g，熟地黄 15g，山茱萸 15g，山药 15g，茯苓 15g，牡丹皮 10g，泽泻 10g，车前子 15g，川牛膝 15g。以上方药合煎汤剂后，可不拘次数，频频服用（每小时服 50～100mL）。

下午 5 时许，李克光再去病房诊视，患者已服药数次，自述下午已排小便 2 次，唯尿量尚少（每次不足 100mL），因见患者心情已有改善，遂嘱其晚饭时可进少量流质饮食，夜间可以减少服药次数。

次日上午 8 时，李克光去医院出诊，患者家属喜形于色，言患者拂晓时小便一次，尿量已有 150mL，李克光立即去病房复诊，见患者浮肿仍然明显，但数次小便后，小腹胀满及腰部疼痛均有所减轻。上次处方既已显效，嘱仍用原方，不必改动，继续服药 2 日。

三诊：患者服上方 3 剂后，病情已明显减轻，昨日总尿量已达 1000mL，小腹已不觉胀满，腰痛亦减轻，肢体浮肿略有消退，精神气色已较前日有所改进，唯脉象仍然沉细无力，是为久病体虚，尚须温补肾气，以图恢复。处方仍用济生肾气丸，全方煎为汤剂，连服半个月。

患者住院经过 3 周治疗，浮肿基本消退，体力日渐康复，化验检查各指标亦接近正常，遂出院回家继续调养。

按： 中医诊疗慢性肾炎，症见浮肿、腰痛、少腹拘急、小便不利者，多从肾阳虚衰，不能化气行水论治，方药则以金匮肾气丸为主方。方用肉桂（或用桂枝）、附子以温扶肾阳，六味地黄丸滋补肾阴，两相配伍，使阳得阴助方能生化无穷。尤在泾先生曾谓："八味肾气丸补阴之虚，可以生气，助阳之弱，可以化水，乃补下治下之良剂也。"（《金匮要略心典》）宋代严用和《济生方》用肾气丸加车前仁、牛膝以治水肿，故后世均称此方为"济生肾气丸"。回忆先君斯炽 20 世纪 50 年代在川北医学院附属医院内科病房会诊慢性肾炎患者及肝硬化腹水患者，皆广为运用济生肾气丸方，常能收到良好效果，故特附记于此，以志不忘。

案四： 张某，男，45 岁，面浮水肿 8 年。

患者 8 年前出现面部水肿，曾在当地医院进行中西医结合治疗，反复发作，并日渐加重。为求进一步治疗，遂来就诊。查见面浮水肿，眠差纳呆，便秘或溏，精神欠佳，腰痛时作，面色晦暗，口燥咽干，脉缓无力。

诊断： 脾肾阳虚，不能制水，水气上泛。

治疗： 运脾利湿，温中强肾。

处方： 五苓散加减。茯苓 15g，桂枝 10g，白术 10g，山药 15g，法半夏 10g，厚朴 15g，陈皮 10g，生姜皮 10g，陈艾炭 10g，菟丝子 5g，淫羊藿 2g，红糖 30g。

服用上方 5 剂后，患者症状明显改善，药已对证，坚持守方守法。15 剂后肿消痛除、精神愉悦，与前面浮肿、面色晦暗对比，简直判若两人。随访 6 个月未见复发。

案五：陈某，女，37 岁，干部。

患者反复水肿 3 年。3 年前，患者无明显原因出现头身肿胀，畏寒，曾在当地医院治疗（具体用药不详），水肿时发时愈，为求进一步根治，遂慕名前来。查见头身肿胀，形寒畏冷，手足麻木，食少乏力，腰脊疼痛，月经提前、量多，头昏晕，舌淡无苔，脉虚细而缓。

辨证：脾肾阳虚。

治法：温补脾肾。

处方：党参 12g，炒白术 10g，云苓 15g，砂仁 6g，鹿角霜 10g，杜仲 15g，川断 15g，焦艾 10g，炮姜 10g，吴茱萸 6g，炙甘草 6g。

四君子汤、砂仁补气兼温运脾土，鹿角霜、杜仲、续断壮阳兼温补督脉，加焦艾、黑炮姜、吴茱萸温摄下元，有的放矢，随其现症而施治，则箭不虚发。教授谆谆告诫：此种证型，切忌见水治水，一味渗利导泄。必须加以扶持阳气，阳气健旺自然阴翳消，停水化，肿胀除。要达到较高层次的辨证施治水平，非上乘功夫不可。

2 剂后症减，舌稍转红，渐布薄苔，此乃胃气渐充之吉象。左脉稍有力，右脉尚觉虚软。宜加益气补血药，继续温脾补肾：前方加黄芪 25g，补骨脂 5g，药后尤以腰脊痛明显减轻。时值月经来潮，虽症状较前有所改善，仍先期量多，且脉来虚弦，乃气机尚不充盈之征。前方中加养血调经之品：当归 10g。川芎 6g，白芍 15g，熟地黄 10g，红花 3g。如此加减进退，缓缓调理。2 个月以后，水肿全消，诸症若失。随访 10 余年，很少患病。

20 世纪 60 年代初，四川因自然灾害，营养不良而发水肿者甚众。与古文献所载不同的是：患者初时头面、足部微肿，逐渐遍及全身，肿势加剧，终发腹水。一般肿胀多小便不利，而此肿胀小便特多；一般肿胀多不能食而便秘，此则饥饿特甚，多伴泄泻；一般肿胀很少出汗，而此却每多自汗。李克光两次受命集中治疗大面积水肿患者，根据观察分析，认为此肿乃正气虚衰，不能御寒运水，水气停蓄于皮肤之内、肌肉之外，类似《金匮要略》之风水、皮水等病。宗仲景治水之法，以脉病为本，量轻重虚实施治，非若后人之直攻其水，水虽去旋又复生矣。以党参 15g，黄芪 25g，白术 10g，桂枝 10g，炮姜 10g，附片 10g（先煎），茯苓 15g 共 7 味药益气温阳、化气行水。因其病者甚众，应接不暇，故而改用熬大锅汤的方法，施予病家。服药后均很快见效，此方法救治了当时川中成千上万的老百姓。后人以此方治疗此类水肿，莫不应手而效。

（四）健脾固肾法治疗慢性腹泻

案一：王某，女，65 岁，1950 年 12 月 30 日初诊。

成都南郊某小学女教师陈某来诊所请出诊，言其母王某患腹泻，近日病情加重，每日夜腹泻 10 余次，饮食减少，体力不支，以致卧病在床。李克光父亲当即命他下乡救治。上午 10 时许，李克光来到患者家中，但见患者面黄肌瘦，气短神疲，语声低微，言其晨间已经腹泻两次稀便，尚未进食。诊其六脉沉细无力。脉证合参，纯属虚证，应按脾肾两虚诊治。

处方：理中汤合四神丸加肉桂（此方为李克光随父亲诊治慢性及老年人腹泻的常用方）。党参 15g，炒白术 10g，炮姜 10g，炙甘草 6g，肉桂 3g，五味子10g，吴茱萸 6g，肉豆蔻 10g，补骨脂 10g。

临行嘱咐患者家属，以上处方可连服 2 剂，饮食暂时忌油腻，只服少量稀粥，注意适量饮水，如无变故，2 日后李克光自行上门看诊。

二诊（1951 年 1 月 3 日）：午后 1 时许，李克光骑车赶往患者家中，患者女儿陈老师告知，服药 2 日后已见成效，腹泻次数明显减少，昨日夜仅有 4 次少量水泻，饮食量亦有增进，突出表现为两日来患者睡眠时间增多，腹中并无胀痛情况。望诊患者神色亦稍有改观，舌苔薄白，舌质淡红，显示腹中别无秽滞。诊其脉象，仍然沉细无力，但六脉清楚，至数缓和，是为胃气尚存之象。乃嘱咐病家，前方既然已经见效，可继续再服上方 3 剂，若患者食欲有所增进，仍要注意饮食清淡，不可过量。3 日后他自会前来复诊。

三诊（1951 年 1 月 7 日）：患者再服原方 3 剂后，腹泻已止，精神、食欲明显好转，面容清瘦，脉象仍然沉弱，此为大病之后，康复尚须时日，用补中益气之法以善其后：党参 15g，黄芪 20g，当归 10g，白术 10g，陈皮 10g，升麻 6g，柴胡 10g，甘草 6g，生姜 10g，大枣 15g。

按： 此例患者服补中益气汤 1 周后停药，身体逐渐恢复正常。此后 10 年间泄泻未见复发。至 1961 年困难时期，患者已 75 岁有余，因患水肿病逝世。

案二： 王某，男，42 岁，清江仪表厂技师，1975 年 6 月 2 日初诊。

患者近年来患腹泻，每次复发，服用西药或中药经 1 周左右即可治愈，但未能根治，偶因饮食不慎，或劳倦，或感冒，腹泻均能复发。此次发病，因外出遇雨，衣着尽湿，回家后身体酸痛，四肢乏力，脘腹胀满，腹泻复发。次日来门诊时，言昨日已腹泻稀便 6 次，不思饮食。诊其脉象沉细无力，舌质淡红，苔白微腻。四诊合参，此病为脾阳素虚，又外感湿邪。虽是表里同病，但按张仲景大法，腹泻兼有表证者，当以里虚为急，应先治其里，再治其表。按温阳健脾、化气除湿用药。

处方：制附片 15g，炮姜 10g，白术 10g，党参 15g，茯苓 15g，猪苓 10g，泽泻 10g，桂枝 10g，甘草 6g。

患者服用以上处方 2 剂后，泄泻渐止，胀满消失，能进饮食，身体已不觉酸痛，舌面亦无腻苔，脉象和缓，是病已小愈，嘱仍用原方减附片，再服 2 剂即可停药。患者请求能否给予较长时间服用方药，随时服用，以期长治久安。为了满足患者的要求，当即给患者开出丸剂处方，以便较长时间服用。

处方：党参 30g，黄芪 30g，白芍 30g，当归 20g，白术 20g，陈皮 20g，升麻 20g，柴胡 20g，甘草 15g，肉豆蔻 30g，五味子 30g，补骨脂 30g，吴茱萸 15g，茯苓 30g。上药共研细末，水糊为丸，如绿豆大小，每次服 20 粒，每日早晚各服 1 次，生姜汤送服。

患者当年秋冬两季均坚持服以上丸剂，腹泻获得痊愈。直至 1985 年李克光调离成都中医学院时已经 10 年，腹泻未见复发。

按： 以上所拟丸方，为补中益气汤、逍遥散、四神丸三方合并而成，用以治疗久病泄泻，脾肾两虚及肝脾失调者，疗效甚佳。1980 年，《四川日报》社记者报道李克光的医疗、教学工作情况，曾提及他善治内科杂病，之后全省乃至全国各地来信求治者日渐增多，其中以慢性腹泻患者最多，每日少则数封，多则达到数十封，李克光感到应接不暇，为了满足各地人民求医来信，只好请青年教师和他所带的研究生分担任务，一起研讨患者来信情况后提出诊治意见及处方，再以李克光的名义代为回信。这种情况一直持续到 1985 年李克光工作调动以后才告结束。所幸来信诊治的患者，经服用相应药物后，多数反馈信息疗效尚佳，使人欣慰。

案三：朱某，男，67 岁，工程师，1998 年 9 月初诊。

患者因患直肠癌于 1998 年暑期经外科手术切除后身体逐渐平复，唯大便次数较多，且时感里急后重，甚至偶有大便失禁情况，患者颇感痛苦，故来求治，希望服用中药能够改善大便问题。诊得患者气色如常，脉象稍显虚弱，是因手术之后，元气未恢复，故此出现中气下陷、肾失闭藏之证，当用扶脾固肾之法，缓缓调治以期康复。

处方：红参 30g，黄芪 60g，秦当归 30g，白术 30g，升麻 30g，柴胡 30g，陈皮 30g，茯苓 60g，白芍 30g，五味子 30g，补骨脂 30g，吴茱萸 20g，肉豆蔻 30g，甘草 20g。以上诸药，共研细末，水糊为丸，如龙眼核大，每日早晚服用 3 丸，淡盐水送服。

患者于 9 月中旬开始服用以上丸方，经过秋冬二季，病情逐渐改善，体力日益恢复，直至 1999 年春节前夕，患者二便正常，可以参加各项活动，遂嘱其开春以后停药。患者现已年逾八旬，健康状况一直良好。

（五）痢疾

案一：兰某，男，28 岁，小商贩，1949 年 8 月 2 日初诊。

患者于烈日下奔走受暑，又暴饮暴食，以致突发痢疾，发热腹痛，里急后重，频频如厕，昨晚至今晨，已下利约 10 次，所泄秽物夹杂有脓血。诊知患者体气壮实，平素很少生病，且口渴思饮，尿少色黄，脉象滑数，舌苔黄燥，皆为实证、热证之象，其治法当用仲景治疗热痢下重之方为主，加入广木香、赤芍、甘草以调气和血。

处方：白头翁 15g，黄连 10g，黄柏 10g，秦皮 10g，广木香 6g，赤芍 15g，甘草 6g。水煎服，每日服药 4 次，连服 2 剂。

二诊：患者隔两日后复诊，自诉发热已退，下利次数明显减少，昨日只泻下 3 次，里急后重及脓血便也大有改善，只有腹部时有隐痛，肛周灼热，脉象仍显弦数。应是余邪未尽，内热未清，当按河间先生治病名言："行血则便脓自愈，调气则后重自除。"处方用芍药汤：白芍 15g，当归 10g，木香 10g，槟榔 10g，黄芩 10g，黄连 6g，大黄 6g，官桂 6g，甘草 6g。服 3 剂。

患者服上方 3 日后，下利已止，大便恢复正常，脉象亦趋和缓，但微感口干思饮，乃热病后津液未复之故。嘱患者停服芍药汤，每日可饮茉莉花茶、喝绿豆汤以为病后调养。数日后患者康复，能照常外出经营商贩业务。

案二：杨某，男，40 岁，剑阁县干部，1974 年 7 月初诊。

患者经人介绍来李克光处诊病，自诉去年夏天曾患痢疾，在本县医院住院治疗。诊断为细菌性痢疾，用中西药治疗 10 天后病愈出院。1974 年 6 月底，因气候炎热，工作繁忙，加以饮食不慎，又患痢疾，故特来成都求治。诊得患者主要症状仍为下利脓血，里急后重，腹部时有胀痛。望诊患者形体健壮，神色如常，脉象亦滑数有力，其病为里热实证。再结合患者今年发病时间与去年发病情况完全一致，颇与《金匮要略》下利病篇所列条文"下利已瘥，至其年月日时复发者，以病不尽故也，当下之，宜大承气汤"两相符合。按大承气汤通腑逐邪，可使肠间邪热尽去，李克光在治疗休息痢患者时，常用此方配合白头翁汤或芍药汤，已取得成效。此例患者亦应按经方用药。

处方：大黄 10g，芒硝 10g，枳实 10g，厚朴 10g，白头翁 15g，黄连 10g，黄柏 10g，秦皮 10g。2 剂。

二诊：1974 年 7 月 4 日，患者服上方 2 剂，腹泻次数稍有增加，日泻 6～7 次，但下利脓血、里急后重、腹部胀痛情况明显减轻。自诉尿少色黄，口中干燥。诊知其舌赤苔黄，脉象弦数，是属内热未尽，津液未复，可用芍药汤加减继续调治。

处方：白芍 15g，当归 10g，木香 10g，槟榔 10g，黄芩 10g，黄连 6g，金银花 15g，滑石 10g，甘草 6g。4 剂。

三诊：1974 年 7 月 9 日，患者服上方 4 剂后，下利已止，腹无痛苦，二便正常，食欲增进，色脉均无异状，是病已初愈，尚须药食调养，以免旧病复发。但患者因公务繁忙，急于回县理事，愿求一方，以为备用。

处方：木香 10g，黄连 6g，黄芩 10g，白芍 15g，甘草 6g，白头翁 15g。

食疗方：早饮银花茶（金银花 15g）；晚服绿豆汤（绿豆 30g，煎汤或煮粥服）。

随访患者回县以后，立即投入工作，身体健康如常，以后数年暑期均未再发痢疾，已于 20 世纪 80 年代初调至北京林业部门任职。

（六）急黄

患者王某，男，38 岁，成都郊区五桂桥农民，1953 年 7 月 28 日上午 10 时初诊。

两位青壮年农民用肩舆将患者抬来诊所急诊，并代为诉说病情。患者是当地生产队队长，前天在田间劳动遇雨，晚上归家即觉身体不适，随即发冷、发热、头痛、身痛。第二天上午，请当地中医师来家诊病，诊断为感冒夹湿，处方为荆防败毒散加车前草，昨日服药后出汗较多，但发热未退，频发咳嗽，气紧，且面目发黄，尿色深黄，口渴思饮，身体乏力，难于行走，只得用肩舆抬来就诊。望诊患者黄疸明显，舌质红，舌苔黄燥，脉象洪数有力。据患者发病情况及脉证分析，当是暑温重症，绝非一般外感，如就发黄而言，则应属于急黄。此病早在隋代《诸病源候论》即有记载，《诸病源候论·急黄候》云："脾胃有热，谷气郁蒸，因为热毒所加，故卒然发黄，心满气喘，命在顷刻，故云急黄。"当急用茵陈蒿汤与清瘟败毒饮加减清热解毒，以遏止病势发展。

处方：生石膏 30g，知母 15g，赤小豆 15g，黄芩 15g，黄连 6g，栀子 10g，黄柏 10g，茵陈 15g，连翘 15g，甘草 6g，芦根 30g。

嘱咐来人将患者随即抬回，中药煎好后，可不拘次数，频频饮用。如服药一天后，病情稳定或热势稍减，可以再服原方一剂，如病势有所变化，明日上午可回来说明情况，以便确定下一步治法，但不必再将患者抬来，以免途中受热，加重病情。

二诊：7 月 29 日上午 10 时。患者邻居张某前来诉说，患者已服中药 5 次，今晨自觉热势减退，出汗减少，头痛、身痛亦有所减轻。但皮肤、眼目发黄，尿少、色黄，较昨日更为显著。患者家属希望李克光能下乡出诊一次。李克光立即告诉来人，前日处方可再服 1 剂。午后 1 时左右，李克光去患者家中复诊。见患者已能下床喝粥，肢体尚有低热，但发黄明显，且咳嗽痰稠，胸肋作痛，口渴思饮，小便深黄，舌质红，苔黄燥，脉象仍显滑数有力。综合脉证，仍按急黄重症论治，用前日处方略为加减。

处方：茵陈 15g，黄芩 10g，黄连 6g，栀子 10g，黄柏 10g，知母 15g，瓜蒌皮 10g，浙贝母 10g，连翘 15g，芦根 30g，车前草 30g，白茅根 30g。2 剂。

晚上回家时，李克光将出诊情况向父亲详细汇报，父亲同意他的诊治方案，并告知此病为农村秋收季节的常见病，乡间俗称为"打谷黄"。其危重者，诚如中医典籍所载之"急黄证"，可迅速转为"坏证"而造成死亡。为医者必须重视病情变化，切忌轻率从事。

三诊：8 月 2 日上午。患者由其家属陪同，乘人力车来诊所就医。自述发热已退，头身亦不感疼痛，唯觉腿软无力，口舌干燥，小便量次虽有增多，但尿色仍然深黄，面目发黄亦较明显，咳嗽虽有减轻，仍觉咳痰不利，胸肋时感胀痛。诊知患者舌苔黄燥，脉象沉数有力，且自发病以来，一直未解大便。急当通腑泻热，清肃肺胃，用茵陈蒿汤合瓜蒌贝母汤加味。

处方：茵陈 15g，栀子 10g，大黄 10g，瓜蒌皮 10g，浙贝母 10g，知母 15g，麦冬 10g，黄芩 10g，连翘 15g，芦根 30g，茅根 30g，车前草 30g。服 3 剂。

四诊：8 月 5 日。患者服上方 3 剂后，二便通利，发黄逐日消退，咳嗽胸痛亦大为缓解，口舌已不觉干燥，舌面黄苔已退，食欲逐渐恢复，脉象亦转和缓，是病情已得小愈。遂嘱患者注意休养，近期不可急于参加田间劳动，以免热病复发，调养期间可服以下方药，以助痊愈。

处方：北沙参 15g，麦冬 15g，知母 10g，鲜石斛 15g，玉竹参 15g，芦根 30g 车前草 20g，白茅根 20g，茵陈 15g，甘草 6g，西瓜翠衣 30g。

患者回家后，连续服上方 7 剂，身体完全康复。

按： 类似上述病例发病情况及治疗经过，李克光于 1954 年及 1955 年两年农村收获季节，都曾应邀去五桂桥出诊，见到与 1953 年暑期所诊治的病例病情基本一致，均按暑温急黄治疗，使患者获得痊愈。至 1958 年收获季节，四川温江地区大批农民染病，后经传染病学专家钟惠澜、曹钟樑等证实为钩端螺旋体病。李斯炽时任成都中医学院院长，得到四川省卫生厅通知，立即组织中医防治组前往病区救治患者，中医防治组共收治 24 例重症患者，采用纯中药治疗，均按暑湿病论治，主要方药用清瘟败毒饮合银翘散加减，疗效极佳，收治病例均痊愈出院。这次防治疾病的治疗经验，由李斯炽、卓雨农、宋鹭冰等整理成《治疗瘟疫（钩端螺旋体病）的初步总结》一文，发表于《成都中医学院学报》创刊号上，成为全国中医治疗此病的首次报道。由此可见，中医不仅善治慢性病，同时也能治急性传染病。

（七）黄疸——胁痛

胡某，女，41 岁，双流县新兴乡农民，1959 年 3 月 2 日初诊。

患者因发冷、高热、腹胁疼痛、面目发黄，家人用肩舆由乡下抬来急诊。患者数年前曾患胃痛，经常复发，此次发病，由饮食不慎，更兼外感引起。初起病时即觉寒热往来，腹胁胀满疼痛，痛彻背部。望诊面目黄疸明显。切诊上腹部疼痛拒按，尤以右胁部明显。患者自述口苦咽干，不思饮食，小便黄赤，大便秘结，诊知其脉象弦数，舌苔黄燥，当即判定为"阳黄"实热之证，治法应以清胆和胃、泄热退黄为主。

处方：柴胡 15g，黄芩 15g，白芍 15g，法半夏 10g，枳实 15g，大黄 10g，大枣 15g，茵陈 15g，生姜 10g，川楝炭 10g，延胡索 10g。2 剂。

二诊：1959 年 3 月 4 日。患者服上方 2 剂后，发热已退，腹胁疼痛明显减轻，二便虽已通畅，但黄疸仍然明显。李克光为患者预约于下午 2 时去川北医学院附属医院放射科检查（因他当时在川北医学院中医病房工作），经放射科医生检查，确诊为胆结石、胆囊炎。近期治疗仍应以清解胆胃郁热为主，再用大柴胡汤加减。

处方：柴胡 15g，黄芩 15g，白芍 15g，法半夏 10g，枳实 10g，厚朴 15g，茵陈 15g，炒栀子 10g，川楝炭 10g，金钱草 20g，鸡内金 10g。5 剂。

三诊：1959 年 3 月 10 日。患者服上次处方后，腹胁不觉胀痛，饮食逐日恢复，二便正常，舌苔、脉象均无异状，仅眼目尚有轻微黄色。遂嘱患者可以回乡调养，再服下方。

处方：柴胡 15g，黄芩 10g，白芍 15g，枳壳 15g，厚朴 15g，茵陈 15g，金钱草 20g，鸡内金 10g，山楂 15g，车前草 20g，甘草 6g。1 周后即可停药。

患者回乡后连续服用中药7剂，身体康复。以后10余年间，患者在家常用柴胡、金钱草、车前草、鸡内金、山楂等简易药物煎汤服用，其胆结石、胆囊炎旧疾一直未见复发。

按： 大柴胡汤用于胆胃疾病，堪称千古经典良方，张仲景《金匮要略》《伤寒论》早有明训。《金匮要略·腹满寒疝宿食病脉证治》说："按之心下满痛者，此为实也，当下之，宜大柴胡汤。"《伤寒论》说："伤寒十余日，热结在里，复往来寒热者，与大柴胡汤。"后世医家对大柴胡汤的运用亦有明确解释，如清代名医尤在泾《金匮要略心典》说："按之而满痛者，为有形之实邪，实则可下，而心下满痛，则结处尚高，与腹中满痛不同，故不宜大承气而宜大柴胡。"此论亦甚精当可从，故李克光临床治疗胆囊炎患者之属于实热证者，均常用大柴胡汤为主方。有黄疸者加用茵陈、栀子；疼痛明显者，加用左金丸（黄连、吴茱萸），或金铃子散（川楝子、延胡索），常能收到良好效果。

（八）黄疸——鼓胀

李某，男，38岁，厨师，1959年8月17日初诊。

患者1959年8月初患急性传染性肝炎入住某医院传染病房，经治疗2周后，体温已恢复正常，但黄疸未退，且腹水逐渐加重，因而邀请中医科医生会诊。

患者精神疲倦，腹部胀满，不思饮食，小便色黄，大便秘结，面目发黄，但黄色暗淡，形如烟熏，舌质淡红，舌苔白腻，脉象沉缓无力。综合脉症，此病显然与一般湿热发黄之阳黄证不同，而应当诊断为脾肾两虚、寒湿郁阻之阴黄证。《金匮要略·黄疸病脉证并治》："黄疸之病，当以十八日为期，治之十日以上瘥，反剧为难治。"这是对黄疸病预后的判断，验之于临床实践也是相当准确的。如此一病例，住院已经十数日，黄疸未退且发现腹水，可见病情之严重。其治法应扶正以祛邪。

处方：黄芪30g，肉桂6g，白术15g，茯苓15g，猪苓15g，泽泻10g，茵陈15g，生姜皮15g。2剂。

二诊：1959年8月20日。患者服上次处方后，近两日小便增多，黄疸略有减轻。但大便仍秘结，腹部胀满明显（腹围105cm），脉象仍沉细而缓，舌淡苔白。理当再用扶助脾肾、益气行水之法，仍用茵陈五苓合保元汤加味。

处方：茵陈 15g，肉桂 6g，白术 10g，茯苓 15g，猪苓 15g，泽泻 10g，党参 15g，黄芪 30g，大腹皮 15g，生姜皮 15g。

方药拟定后，嘱咐病房护理人员，此方在 1 周之内可以连续服用 6 剂。如患者因腹胀、便秘要求抽放腹水，可以劝慰其安心调养，待患者体力逐步恢复后，再用中药逐水之法，以消腹水。

三诊：1959 年 8 月 27 日。患者上周已服中药 6 剂，病情续有好转，小便通畅如常，黄疸逐渐消退，精神食欲均有改善。唯觉腹中胀满难受（腹围约 100cm）且大便秘结，便次稀少。诊其脉象沉弦，已较上周有力。因思仲景经方有己椒苈黄丸，用于治疗腹满，肠间有水气者，疗效甚佳，于是调整用药。

处方：防己 15g，椒目 10g，葶苈子 15g，大黄 6g，黄芪 30g，党参 20g，肉桂 6g，甘草 6g，白术 15g，茯苓 15g，泽泻 10g。服 4 剂。

四诊：1959 年 9 月 1 日。患者服上方后，每日溏便三四次，泻下水分较多，腹胀明显减轻，食欲增进，小便正常，但因腹泻次数较多，影响夜间睡眠，故精神稍感疲乏，但患者情绪甚好，对治疗充满信心。乃告诉患者，攻下逐水之法只可暂用，如用药过量，反而有损正气，不利康复，今后用药，仍当以扶正固本、化气行水为主，从缓调治，以达痊愈。

处方：党参 15g，黄芪 30g，肉桂 3g，白术 10g，茯苓 15g，猪苓 15g，泽泻 10g，陈皮 15g，厚朴 15g，大腹皮 15g，生姜皮 15g，甘草 6g。服 7 剂。

五诊：1959 年 9 月 8 日。患者服上方后腹泻已止，小便增多（每日尿量均在 1500mL 左右），胀满明显减轻（腹围减至 90cm），由于睡眠、食欲大有改善，患者精神状况亦日渐好转，望诊面目黄疸已退，面色已略有润泽，脉象亦趋和缓，是为病情已有向愈征象。遂嘱患者再服药 1 周后，即可停服中药。

处方：党参 15g，黄芪 20g，白术 10g，茯苓 15g，甘草 6g，木香 10g，砂仁 10g，陈皮 10g，大腹皮 10g，生姜皮 10g。服 7 剂。

患者于 9 月中旬后停服中药，9 月底复查肝功能基本正常，腹水完全消退，病愈出院。冬季随访，患者已恢复厨师工作。其后数年间均与患者时有联系，肝病未再复发。

（九）胁痛——鼓胀

董某，女，41 岁，技术员，1975 年 5 月 21 日初诊。

患者因右胁疼痛，腹部胀满，经人介绍特来找李克光诊治。询问其既往病史，患者自述 1974 年 9 月下旬开始出现右胁痛胀，曾就近去某医院门诊就医，经化验检查肝功能确诊为无黄疸型肝炎。在门诊用西药治疗约 2 个月后，胁腹痛胀症状消失，随即停药。1975 年春初上班恢复工作，但至 1975 年 5 月中旬，又觉右胁疼痛，腹部胀满，再去医院门诊检查，医生告诉其病为慢性肝炎，腹内已有少量腹水，并建议迅速服中药治疗，以免肝病加重。诊视患者腹部明显胀大，已成鼓胀，肝区疼痛、拒按，必有癥积，舌质紫暗，两手掌红赤，脉象沉弦。综观形色脉象，病情已非一般肝气郁结，实为肝血瘀阻之重症，急当运用膈下逐瘀之法。

处方：当归 15g，桃仁 10g，川芎 10g，红花 10g，蒲黄 10g，延胡索 15g，台乌药 15g，枳壳 15g，赤芍 20g，五灵脂 10g，制香附 15g，川楝炭 15g。3 剂。

二诊：1975 年 5 月 25 日。患者服中药 3 剂后，自觉胁痛、腹胀已有所减轻，但觉肠鸣明显增多，大便仍然秘结，小便量少，食欲仍差。望诊舌质颜色已不似前日之紫暗，舌面已有少量干燥黄苔，脉象亦沉弦有力。遂决意仍用前法，以活血行瘀为主，再加理气逐水之剂，以消鼓胀。

处方：当归 15g，川芎 10g，赤芍 15g，桃仁 10g，红花 10g，柴胡 15g，制香附 15g，枳壳 15g，防己 15g，椒目 10g，葶苈子 15g，生大黄 10g。服 3 ～ 6 剂。

嘱咐患者此方在 1 周内先服 3 剂，如服药后腹泻次数不多，身体可以支持，即可连续再服 3 剂。

三诊：1975 年 6 月 1 日。患者上周服中药 6 剂，自觉疗效明显，小便逐日增多，大便亦渐通畅，每日腹泻一般 3 次，最多亦不过四五次。由于胁痛、腹胀日渐缓解，食欲有所改善，患者精神面貌亦大有改进。遂告知患者，功伐之药，只宜暂用，不能久服，恐伤正气，今后用药，重在理气养血、调和肝脾，缓图康复。适当加强饮食营养，工作不可劳累过度，尤应注意保持心情舒畅，切忌郁怒伤肝。

建议常服下列处方：柴胡 15g，白芍 15g，当归 15g，白术 15g，茯苓 15g，玄胡索 15g，厚朴 15g，陈皮 15g，广木香 10g，泽泻 15g，甘草 6g。

四诊：1975年6月10日。患者近10天来共服上方7剂。已不觉胁痛、腹胀，食饮如常，二便通畅，未再出现腹泻症状。面色稍有光泽，脉象亦呈和缓。唯手掌颜色仍显红赤，恐非近期能消退。遂建议其停服汤药，改用中药散剂，缓缓调治。

处方：柴胡30g，白芍60g，当归30g，川芎20g，白术30g，茯苓60g，制香附30g，枳壳30g，广木香20g，广陈皮30g，厚朴50g，玄胡索30g，牡丹皮30g，车前子30g，牛膝30g。

上药共研细末，用瓷瓶收储，每次服药末5g，温开水送服，每天早晚各服1次。

五诊：1975年7月15日。患者经用上次散剂处方调治后，自觉病情已愈。但要求再服一段时间中药丸剂，以期巩固疗效，防止复发，特处如下丸方。

处方：熟地黄30g，山药60g，山茱萸30g，茯苓60g，牡丹皮30g，泽泻30g，柴胡60g，当归60g，白芍60g，白术30g，海螵蛸（乌贼骨）60g，鳖甲60g，鸡内金60g，甘草30g。

上药共研细末，炼蜜为丸，如龙眼核大，每次服5粒，每天早晚各1次。

患者自7月下旬以来，一直服上列滋水保肝丸，历经秋冬二季，情况良好。至1976年春节后，再去医院检查身体，复查肝功正常，肝病已愈。随访数年，未见复发。

（十）《千金》苇茎汤合葶苈大枣泻肺汤治疗胸腔积液

《千金》苇茎汤与葶苈大枣泻肺汤均始见于《金匮要略·肺痿肺痈咳嗽上气病脉证治》，《千金》苇茎汤，治咳有微热，烦满，胸中甲错，是为肺痈。原方药味颇为简单明了："苇茎二升，薏苡仁半升，桃仁五十枚，瓜瓣半升。"后世医家均盛赞此方，当为治疗肺痈的主要方剂，如魏念庭《金匮要略方论本义》说："肺痈欲成未成之际，图治当早者也。苇小芦大，一物也，苇茎与芦根同性，清热利水，解渴除烦，佐以薏苡仁，下气宽中，桃仁润肺滑肠，瓜瓣亦润燥清热之品。一服再服，注云当吐如脓，可见为痈虽结而脓未成，所以可治也。"尤在泾《金匮要略心典》说："此方具下热、散结、通瘀之力，而重不伤峻，缓不伤懈，可以补桔梗汤、桔梗白散二方之偏，亦良法也。"如上两位医家的注解，均属平正精当，足供临证参考。不论肺痈脓已成或未成，均可运用本方随症加减，诚不失为治疗肺痈之主方。至于葶苈大枣泻肺汤，在《金匮要略·肺痿肺痈咳嗽上气病脉证治》中有两处条文："肺痈，喘不得卧，葶苈，大枣泻肺汤主之。葶苈大枣泻肺汤方：葶苈（熬令黄色，捣丸如弹子大），大枣十二枚，上先以水三升，煮枣取二升，去枣，内葶苈，煮取一升，顿服。"又："肺痈胸满胀，一身面目浮肿，鼻塞清涕出，不闻香臭酸辛，咳逆上气，喘鸣迫塞，葶苈大枣泻肺汤主之。"

葶苈大枣泻肺汤药味更为简单，仅用葶苈与大枣二味，但一般均认为此方是泻肺峻剂。因葶苈性味苦寒，能泻肺气之壅闭以治喘咳胸满，佐以大枣甘温，缓和药性，可使泻肺而不伤正气。且此方不仅适用于肺痈实热证，尚可用于痰饮病之支饮证，如《金匮要略·痰饮咳嗽病脉证并治》说："支饮不得息，葶苈大枣泻肺汤主之。"明代赵以德《金匮玉函经二注》说："支饮留结，气塞胸中，故不得息，葶苈能治结利饮，大枣通肺气补中，此虽与肺痈异，而方相通者，盖支饮之与气未尝相离，支饮以津液所聚，气行则液行，气停则液聚，而气亦结。气，阳也，结亦化热，所以与肺痈热结者同治。"又沈明宗《金匮要略编注》说："此支饮偏溢于肺也，支饮贮于胸膈，上干于肺，气逆则呼吸难以通彻，故不得息；然急则治标，故佐大枣之甘以保脾，葶苈之苦以泻肺，俾肺气通调，脾得转输，为峻攻支饮在肺之方也。"通过学习《金匮要略》原条文的相互参照，以及后世名家的精辟注解，可以更加明确在临证时只要辨明主证的病机相同，则异病可以同治。在处方上，如苇茎汤与葶苈大枣泻肺汤的主治病状虽不同，但在病机有关联时，二方合用，常收到相得益彰之效。所以，李克光在临证时不仅常用苇茎汤合葶苈大枣泻肺汤治疗肺痈，且常合用二方以治肺热咳喘之证。有的病例，经医院确诊为胸膜炎、胸腔积液者，亦验证了此二方合用确能收到良好疗效，现举例如下。

案一： 林某，男，13岁，学生，1954年3月3日初诊。

患者于2月中旬患咳嗽，1周后感冒症状消失，但咳嗽痰稠一直未愈，近几日咳嗽加剧，且觉胸部胀满，右胸疼痛，去某医院门诊检查，诊断为胸膜炎、胸腔积液。患者母亲不愿其抽放胸腔积液，遂要求中药治疗。询知患者时有咳嗽，吐少量黄色稠痰，面色潮红，肌肤亦有微热，近日食欲不振，小便短赤，大便秘结，面目亦略显浮肿，脉象滑数有力。当即诊断为肺热阻滞，水气郁遏。若不及时清降肺热，行气逐水，恐将成为肺痈重症。

处方:《千金》苇茎汤合葶苈大枣泻肺汤加味。鲜芦根 50g，薏苡仁 20g，桃仁 15g，冬瓜仁 20g，葶苈子 15g，大枣 5 枚，甘草 5g，瓜蒌皮 15g，桑白皮 20g。服 3 剂。

二诊：1954 年 3 月 7 日。患者服中药后，次日开始腹泻，每日泻溏便三四次，小便量增多，尿色淡黄，胸痛明显减轻，咳嗽痰量增多，面部已不显浮肿，舌红苔黄，脉象仍显滑数。水热互结证象虽有减轻，但肺热未清，余邪尚存，当再用清肺排痰之剂。

处方：鲜芦根 50g，薏苡仁 20g，桃仁 10g，冬瓜仁 20g，瓜蒌皮 15g，浙贝母 15g，知母 15g，桑白皮 20g，车前仁 15g，甘草 5g。6 剂。

三诊：1954 年 3 月 14 日。患者再服上方 6 剂，病情明显好转，胸部疼痛、胀满症状消失，痰量减少，仅轻微咳嗽，饮食渐复，二便正常，面色、脉象已无异状，再处一方以助康复。

处方：北沙参 15g，麦冬 15g，茯苓 15g，百合 15g，薏苡仁 15g，瓜蒌皮 10g，浙贝母 10g，知母 10g，冬瓜仁 15g，鲜芦根 20g，甘草 5g。7 剂。

患者服完上方 7 剂后，再去医院门诊检查，胸腔积液已全部排出，肺部炎症已愈，随即恢复学业。

案二：张某，男，18 岁，双流新兴乡农民，1969 年 7 月 2 日初诊。

1969 年 6 月中旬，李克光被借调到成都东郊青台山铁二局矽肺病疗养院工作，新兴乡农友毛克坤得知此信息后，便同患者的父亲用肩舆将患者抬到青台山矽肺病疗养院请其诊治。患者数日前因感冒发热引发咳喘旧病，至今发热未退，咳嗽气喘，痰稠量多，且痰中带有血丝，胸部疼痛，因患者病情严重，请放射科医生参与会诊，经透视检查，诊断为大叶性肺炎并有胸腔积液，患者汗出而热不退，且痰稠带血，舌红苔黄，脉象滑数，皆为肺胃郁热证象，治当清解内热、降气除痰，以免酿成肺痈。

处方：鲜芦根 50g，薏苡仁 20g，桃仁 15g，冬瓜仁 20g，葶苈子 10g，生石膏 30g，知母 15g，黄芩 15g，甘草 10g，杏仁 15g。

嘱患者家属就在药房取药 2 剂，迅速将患者抬回，中药煎好后，立即给患者饮用，可以频服不拘次数。2 日后再来复诊。

二诊：1969 年 7 月 4 日。患者已服完中药 2 剂，高热渐退，喘息、胸痛明显减轻，但仍咳唾稠痰，且痰量较多，但痰中已不带血丝，舌红苔少，脉象仍显滑数，病情虽有好转，但痰热尚盛，宜再用清肺涤痰之法。

处方：鲜芦根 50g，薏苡仁 20g，冬瓜仁 20g，桃仁 10g，葶苈子 10g，知母 15g，浙贝母 15g，瓜蒌皮 15g，车前仁 10g，桑白皮 15g，甘草 6g。服 5 剂。

三诊：1969 年 7 月 10 日。患者已能步行来门诊，自诉服药 5 剂后效果明显，气喘胸痛已愈，咳痰已大量减少，近日只有少许白色泡沫痰，二便通调，饮食增加，舌润苔少，脉象和缓。李克光邀请放射科医师为患者再行透视检查，确诊其胸腔积液已完全消失，肺部炎症已愈，嘱患者再带回中药 5 剂，作为病后调养。

处方：北沙参 15g，百合 15g，薏苡仁 15g，冬瓜仁 15g，知母 10g，浙贝母 10g，瓜蒌皮 10g，茯苓 15g，甘草 5g，鲜芦根 30g。

服 5 剂后停药，此后 10 余年，每逢清明节前后，李克光到新兴乡乡下扫墓，路经新兴乡场镇，常见该患者在镇上开设鞋店，并已娶妻生子，健康状况良好，咳喘旧病亦未再发。

（十一）中风

1. 关于中风的认识

治疗中风，李克光亦多从肝肾着手。古医家论之甚详，但各执己见，让后学者难以掌握。其中有主火、主痰、主气者，亦有主阳虚、阴虚者，更有主瘀血、主肝风者。李克光认为这些观点均是根据当时临床总结而来，切不可以一家之见而轻视、扬弃之，亦不可偏执一家之说。如遇病情复杂者，可综合运用数家之法。如遇医家尚未论及者，则应根据临床辨证，灵活运用，应学古不拘泥古，勇于推陈出新。中风临床表现是错综复杂的，故治当随正邪之变动，灵活遣方用药。虽然证无定型，方无定方，但却有定法可循。

本病病机多为正虚邪实，正虚以阴血、阳气亏虚为主，邪实以痰、瘀、肝风为多。阴虚者多兼热痰肝风，阳虚者多兼痰湿瘀血，而临床以阴虚为多见。这就把中风的标本虚实分析得言简意赅，殊为可贵。中风一般表现在心、肝、肾三脏。肝、肾同源，肾阴亏则水不涵木、肝风内动、筋脉拘急，故有眩晕、仆倒等症。心肾为水火之脏，水亏则火旺，心藏神，主语，其华在面，故神昏谵语、满面通红等症，则多与心阳上亢有关。心肝为母子之脏，故心肝阴亏，阳热亢盛之证，多合并出现。一般医家论中风病机，只强调肝阴亏损、肝阳上亢，而忽略心与肾两脏的密切关系，其疗效自然不能满意。

李克光归纳本病治法为"温阳补气法""养阴补血法""潜阳息风法""豁痰开窍法""活血通络法""通腑泻热法"，共六法。此外，他亦常兼用疏肝行气法、健脾除湿法，意在使肝木条达，气血畅旺，则不停痰生瘀，脾运得健，湿浊不聚，则不蕴痰阻窍。

2. 中风治验

案一：许某，男，32岁。

患者因脑血管瘤破裂并蛛网膜下腔出血，后遗左侧瘫痪、头痛，故来就诊。查见左半身瘫痪，口眼㖞斜，嘴角流涎，言謇语涩，头痛如刺，固定不移，走路时左足内翻，行如鸭步，舌质紫暗，脉来弱涩。

李克光认为此证在王清任《医林改错》中论之甚详，半身不遂，皆责之元气虚衰，结合脉弱舌淡，属气虚无疑。但患者头部定处刺痛、脉涩、舌暗，再结合脑部出血史，气虚夹瘀可知。治疗采用补气养血、逐瘀通利法。

处方：补阳还五汤加减。黄芪30g，川芎6g，全当归10g，桃仁10g，红花10g，地龙10g，赤芍10g，桑枝15g，石菖蒲10g，甘草4g。

30余剂后基本痊愈，仅余口眼㖞斜，左足活动欠灵活。嘱其继续服药，同时配合针灸推拿治疗。患者请一推拿师隔日治疗一次，再过半个月，诸症全消，不留任何后遗症。

案二：患者，男，60岁，干部。

患者素有腰膝酸痛、头晕失眠、耳鸣咽干等症，近因思想紧张，遂致猝然昏倒，当即送厂医院抢救，诊断为脑溢血。因病情危重，特请李克光前去救治。诊见患者昏睡床上，面部发红，喉间痰鸣辘辘，牙关紧闭，由家属叙述病史。诊得脉象浮弦而大，左尺脉重按之似有似无；撬开牙关，见舌质红赤，上有滑液。其人肾阴素亏，肝肾同源，肾精愈亏，肝阳愈亢，肝阳愈亢则阳热上冲，热盛炼痰，阳亢生风，风痰交阻，故见猝然昏倒、面部红肿、喉间痰涌、牙关紧闭等症。其脉浮弦而大，左尺脉重按似有似无，舌苔滑，亦符合肾阴不充，肝风夹痰之证。治当滋养肾阴为主，潜阳息风、豁痰开窍为辅。故以六味地黄丸养肾阴，加牡蛎、龙骨、白芍养肝潜阳息风，再加石菖蒲、远志、竹茹豁痰开窍，意使阴足阳潜，风静痰消，诸症方可缓解。因病情危重，嘱频频灌服。

处方：生地黄 12g，牡丹皮 12g，泽泻 12g，茯苓 12g，山药 15g，山茱萸 12g，牡蛎 12g，龙骨 12g，竹茹 12g，白芍 12g，石菖蒲 9g，远志 6g。

服完 3 剂后，神志稍清醒，吐痰黏稠，面红减退，已能开口讲话。但仍舌强语謇，右侧手足稍能伸展，左侧尚不能动，脉仍浮弦，但左尺脉已较明显，舌象同前。后以上方加减，共服药 20 余剂，仅遗左足微跛。

案三：患者，男，49 岁，工人。

患者 2 日前突然左手足失灵，神志模糊不清，语言謇涩，口角流涎，当即送入医院，确诊为脑血栓。2 日后，患者由于心跳快，病势危急，由家属来请李克光会诊。诊见患者神志迷糊，喃喃自语，唇缓不收，口角流涎。令其伸舌尚能勉强合作，但不能伸出口外，且舌体颤动，舌质红润而滑。面色微红，右手足尚能自主伸缩，左手则始终不能运动。诊其脉象浮滑而数，尤以左手为甚，属中风危症。因患者以往有心动过速史，考虑其素有心阴亏损之疾，未能及时治疗，心阴愈亏则心阳愈亢。由于"心藏神""主语""其华在面"，故心之阳热上冲，使神不能藏，故喃喃自语，面色微红。阳热上亢最易夹痰动风，舌为心之苗窍，反映在舌则表现为舌体不能自主伸缩、颤动等风痰阻窍之象。风痰蒙蔽心窍则神志迷糊。心肝为子母之脏，心病及肝，亦同时见肝阴亏损，阳亢生风之象。由于"肝主筋""其用在左"，肝脏之阴血不足，使筋脉不得濡养，故使左手足不能自主伸缩及口唇筋肌松弛而出现唇缓不收、口角流涎。舌质红而光滑无苔，为阴亏夹痰，脉象浮而滑数，亦符合阴亏阳亢夹风之证。其脉左寸最为明显，说明主要发病部位是心。综合脉症分析，诊断为心肝阴亏，阳亢生风，夹痰阻窍。治以养心柔肝通络，潜阳安神息风，开窍涤痰。

处方：丹参 12g，玉竹 12g，麦冬 9g，女贞子 12g，白芍 15g，牡蛎 12g，钩藤 12g，茯神 9g，柏子仁 9g，远志 6g，竹茹 12g，石菖蒲 6g，知母 9g，甘草 3g。

服 4 剂后，神志逐渐清醒，谵语仅偶尔出现。左侧手足渐能活动，已能起坐，自能小便，面红渐退。但精神疲乏仍然困倦，口干不思饮食，自觉心慌，舌质淡净，脉象浮细而弱。此风阳夹痰之热已缓解，心窍已开豁，阳热之势虽缓但正气不支。其精神困乏，口干不思饮食，心慌，舌质淡净，脉象浮细而弱，均为气阴两虚之象。故应在前方中去潜阳清热豁痰药物，而加调补气阴、扶脾益胃之药。

处方：红参 6g，白芍 9g，石菖蒲 6g，桑枝 30g，丹参 12g，麦冬 9g，柏子仁 12g，天花粉 12g，茯苓 12g，玉竹 9g，莲子 15g，甘草 3g。

服 3 剂后，精神显著好转，左侧手足已灵活自如，不觉心慌。但仍感口干燥，饮食乏味，舌质淡红而干，脉象稍转有力。此为邪去正衰，气阴亏耗之象，仍以前方加减进退，调理月余而愈。

案四：患者，女，32 岁，医生。

患者于 2 天前突然大便失禁，左手握固，呈半昏迷状态，左侧上下肢偏瘫。立即送某医院抢救，诊断为脑血管瘤破裂并蛛网膜下腔出血。颅内压过高，曾做腰穿，抽出粉红色液体，并用降压、镇静、脱水、止血等药物治疗，病情得以控制。后遗左半身不灵活，感觉迟钝、肌肉疼痛，温度明显低于右侧。走路时左足甩动，口角向左歪斜，流涎，言语不清，头部刺痛。经用针灸治疗 3 年之久，左足甩动有所改善，但左足仍内翻，走路颠跛，余症仍存。诊得脉象弱涩，舌质暗淡。因其脉弱舌淡，故属气虚无疑，但患者头刺痛不移，脉涩舌暗，再结合脑部有出血史，其中夹瘀可知。证属气虚夹瘀，补阳还五汤颇为对证。

处方：黄芪 12g，赤芍 9g，川芎 6g，当归尾 9g，地龙 9g，红花 6g，桃仁 6g，怀牛膝 15g，桂枝 9g，丹参 15g，甘草 6g。

服 2 剂后，自觉手足稍转灵活。舌质仍淡，脉象细涩，原方加桑枝 30g，怀牛膝减为 9g。续服 11 剂，手足更加灵活，已能从事针线缝补之事，口角已不流涎，语言较前清楚，左眼睑感觉亦稍转灵敏。头部左侧肌肉不痛，患侧温度仍明显低于健侧。自觉疲倦，舌淡净，脉细涩。此为瘀积稍减，正气不足之象。前方中加重补气药物。

处方：太子参 12g，黄芪 18g，白术 9g，茯苓 9g，当归尾 9g，香附 9g，赤芍 9g，川芎 6g，桃仁 6g，鸡血藤 12g，红花 6g，甘草 3g。共服 14 剂。

服至 6 剂时，自觉四肢关节疼痛，患侧指尖肿胀；继服至 14 剂时疼痛消失，手足更觉灵活，左足内翻现象较前改善，精神转佳，舌质淡红，脉象稍转有力。用扶正、逐瘀、通利三法并进。

处方：当归尾 9g，赤芍 9g，川芎 6g，桃仁 6g，红花 6g，地龙 6g，黄芪 15g，太子参 12g，牛膝 9g，桑枝 30g，姜黄 9g，威灵仙 9g。

上方加减共服 10 余剂，并每日早晚加服大活络丸 1 粒，诸症基本消失。

《医林改错》在补阳还五汤后有"脚孤拐骨向外倒"是不能治愈之症的说法，证之临床则不尽然。只要准确掌握辨证施治，亦可有治愈者。

3. 小结

李克光认为，中风的临床表现错综复杂。阳损者可及阴，阴损者可及阳；正虚者易聚邪，邪实者可损正。各种病邪之间可互相影响，即使在同一患者身上，每次诊断，病机亦可不同。故在治疗中不宜机械地套用成方，亦不可证变而方不变，当随正邪变动，灵活遣方用药。虽然证无定型，方无定方，但治疗中则有定法可循。只要能按证分清主次，掌握定法，则可以不变应万变。

温阳补气法：适用于昏迷嗜睡、手足厥冷、虚汗短气、二便失禁、脉象短弱、舌质淡等症。常用药物有人参、黄芪、白术、茯苓、桂枝、肉桂、附片、干姜、补骨脂、菟丝子、甘草等。

养阴补血法：适用于以昼静夜躁，手足麻木，全身僵直，唇干口燥，舌质淡红，脉象浮细为主症者。常用药物有当归、白芍、玄参、制首乌、天花粉，或用二至丸、六味地黄汤及益胃汤加减。

潜阳息风法：适用于以头部晕痛、耳鸣、猝倒、谵语、头手颤抖、脉象浮弦，舌质干红为主症者。常用药物包括牡蛎、龙骨、钩藤、菊花、石决明、珍珠母、天麻等。

豁痰开窍法：适用于以舌强语謇、喉间痰鸣、神情呆钝、口角流涎、脉象弦滑、舌苔滑腻为主症者。常用药物有竹茹、法半夏、茯苓、瓜蒌、川贝母、橘红、石菖蒲、远志等。

活血通络法：适用于以半身不遂、一侧麻冷、口眼㖞斜、言语不清、脉象细涩、舌质紫暗为主症者。常用活血方药如补阳还五汤、琥珀等，通络加桑枝、牛膝、丹参、鸡血藤、姜黄、威灵仙等。本法多用于经西医检查有脑血栓形成及脑栓塞者，对脑溢血者可用通络药，而活血药则应慎用。

通便泻热法：适用于以大便秘结、小便黄赤、面红气粗、口唇干裂、脉象洪数、苔黄起刺为主症者。常用药物有大黄、枳实、知母、莲子心、黄连、芦根等。此外尚有两种佐法：一为补脾除湿法，意使脾运得健，湿浊不聚，则不蕴痰阻窍，常用药物有苍术、陈皮、冬瓜仁、山药、扁豆、芡实、神曲、谷芽等；另一法为疏肝行气法，意使肝木条达，气行顺畅，则不停瘀生风，常用药物为刺蒺藜、牡丹皮、枳壳、香附、郁金等。

（十二）阴虚湿热

1. 关于阴虚湿热证的认识

阴虚湿热证为常见之多发病。古代对阴虚证及湿热证均分别出有治法，但对阴虚兼湿热者则论述不多，成方亦少。因补阴则恐湿热胶结难解，清利湿热又恐重伤阴分，此证常见于各种急慢性疾患，包罗其广，尤见于各种慢性顽固性疾患，每每迁延流连，长期不能治愈，给患者身体和精神造成很大痛苦。李克光通过几十年的临床摸索，对此证已积累了一定的治疗经验，可归纳为两种情况：一为素禀阴精不足而后感受湿热者；二为湿热久羁，伤及阴分者。不管何种情况，其表现的病状则大体相似。

本证一般反应有午后低热，持久不解，失眠多梦，食少乏力，汗出，胸闷，精神委顿，小便时清时黄，大便时秘时溏，舌质干红，中有细黄腻苔，其病程长者则多舌根黄腻，脉象多浮细而数。

如以心阴虚为主者，则兼见心悸健忘、烦躁易惊，或心中隐隐作痛；如以肝阴虚为主者则兼见头晕眼花、胁痛易怒、全身强痛等症；如以肺阴虚为主者，则兼见长期咳嗽、痰黏、胸中闷痛等症；如以肾阴虚为主者，则兼见腰膝酸痛、遗精盗汗、头昏耳鸣，或阴囊肿大、排尿不畅等症；如以胃阴虚为主者，则兼见口干不欲饮水、饮食无味、呃逆、胃中隐痛等症。治疗此证总的法则是"补阴分而不腻，除湿热而不燥"。选药当注意分寸，一般选用以下药物，常能获得较好疗效。

（1）补阴分而不腻　补阴药多碍湿，但补阴有滋阴与养阴之别。滋阴如熟地黄、何首乌、阿胶、龟胶等药则腻，不利于兼夹湿热之证；养阴如麦冬、玄参、白芍、石斛、玉竹、天花粉、沙参、川贝母、丹参、百合、莲米、女贞子、旱莲草等药，则甚少滋腻，有的且具有甘淡微寒之性，有利于湿热之排除，故多采用之。阴虚者多阳亢，潜阳药多不滋腻，故湿热盛者还可多用潜阳，少用育阴，如龙骨、牡蛎、钩藤、石决明、珍珠母等，均可随证选用。

（2）除湿热而不燥　苦寒药有利于清除湿热，但每多伤阴分；辛温药物虽有利于燥湿，但亦有助热损阴之弊。故此证一般不宜选用，即便必须使用，亦应与其他药物配伍，用量亦不宜大。但苦寒坚阴药物如黄柏等，用量则可稍大。一般最好选用甘寒甘凉以清热，如知母、白薇、山栀仁、西瓜翠衣、地骨皮、芦根之属，甘平甘淡以渗湿，如茯苓、豆卷、薏苡仁、泽泻、猪苓、车前仁、滑石、通草、甘草梢之类，是取其甘以润之之意。或稍兼轻清芳化湿浊之品，如佩兰、荷叶等亦可。

（3）阴虚易致肝郁，湿热更能壅气　此类证型亦多合并肝郁气滞症状，且肝主疏泄，气畅则热散，气行则热化，故疏肝理气药亦常选用。但应注意疏肝不宜劫阴，行气切勿温燥。常选刺蒺藜、牡丹皮、川楝炭、青藤香、砂仁壳、厚朴花、瓜蒌皮、郁金、丝瓜络等。

（4）阴虚易使筋脉失养，湿热易于流注关节　此类证型亦常见筋脉关节疼痛者，又当加入通络利气而不损阴之品，如银花藤、桑枝、牛膝、蚕沙、赤芍、防己、豨莶草、秦艽等。

（5）若兼感风邪者，以辛凉甘淡或开提肺气为佳　此种证型兼感风邪者，每多从热化，常有头痛咽痛、颌下肿痛、低热不退等症，若误用辛温则恐重伤阴液，湿热蒸腾而变证百出。因此最宜辛凉祛风于热外，如金银花、竹叶之属，甘淡渗湿于热下，如芦根、茯苓等品，使热孤阴存，其势必缓。其阴亏甚者，不耐辛透，则以开提肺气为先，用桔梗、蝉蜕之类。因肺合皮毛，上开则旁通而风可解。肺为水之上源，开宣则下泄而湿可去。或佐以加减三仁法，用冬瓜仁健脾行水，杏仁宣降肺气，薏苡仁渗利膀胱，使三焦通畅湿热之邪尽从小便去，则风无所恋矣。

（6）若兼有出血，以养阴凉血，止血不腻为妥　阴虚湿热者，湿热久羁最易再伤阴分，阴愈虚则热愈炽，火盛则伤络迫血妄行，故此类证型常可兼有各种出血症状。若兼出血者，当选用养阴凉血止血而不滋腻的药物，如生地黄、牡丹皮、旱莲草等，或清热除湿止血而不损阴的药物，如小蓟、白茅根、藕节、琥珀等。成方如知柏地黄丸、二至丸加味，对肾阴亏损兼夹湿热之出血，效果颇佳。

（7）药物须按照发病部位有针对性地选用　如心阳虚者，选用丹参、麦冬等；肝阴虚者，选用女贞子、白芍等；肺阴虚者，选用沙参、玄参等；肾阳虚者，选用旱莲草、生地黄等；胃阴虚者，选用石斛、天花粉等。具体可按照药物归经选用，则不一一赘述。

2. 阴虚湿热证治验

案一：蒋某，男，40岁。

头痛发热，经治疗后，除头痛稍有缓解外，发热一直不退，曾经几个医院检查均不明原因。其发热每于午后即持续上升，徘徊于 37.5 ～ 39.5℃，至天明前才逐渐下降。使用大剂量激素效果亦不显著，发热时自觉鼻中有热气上冲，鼻内干燥，现头尚微痛，胸部闷痛，面黄乏力，食欲大减，痰多色白，颌下淋巴肿大，睡眠不好，小便微黄，舌质红，根部有黄腻苔，脉象浮细而数。

从现症分析：其人起病应为湿邪聚于内，风热伤于外，始发头痛剧烈，为风热上攻之象。初治即应祛风清热渗湿并进，总由治不得法，不但使表邪未解，更令湿与热合，留恋日久，阴液耗损，湿热乘虚深入于阴分，故有如此顽固之午后至晚上潮热之症。现症头尚微痛，脉浮细数，鼻内干燥，应属风热未解，阴分受损之候。风邪束于外，湿热蒸于内，故自觉鼻中有热气上冲，湿蕴热蒸，酿成痰液，不及炼成黄稠即频频吐出，故痰多色白。其面黄乏力，小便黄，舌根黄腻，亦属湿热深伏阴分之象。其颌下淋巴肿大，应属湿痰蕴结风热上攻而成。热邪内伏，阴分暗耗，故睡眠不好。根据以上分析，治当透风于热外，渗湿于热下，并佐育阴消瘰之法。选用金银花、淡竹叶以祛风清热；用茯苓、冬瓜仁、佩兰、芦根以渗湿逐秽；用白薇、知母、沙参以育阴退热；用浙贝母、玄参以祛痰消瘰；加甘草以和中顾正。

处方：金银花10g，淡竹叶10g，茯苓10g，冬瓜仁12g，芦根20g，白薇10g，佩兰10g，知母10g，沙参10g，浙贝母15g，玄参10g，甘草3g。2剂。

二诊：上方服用2剂后，潮热即退，乃停服激素，续服上方5剂。午后及晚上体温一直正常，头已不痛，饮食增加，精神转好，体重亦有增加，痰量大减，颌下淋巴肿大亦渐消退，胸中闷痛消失，睡眠好转。小便尚微黄，多食则腹胀嗳气，口鼻微干，舌质红，根部尚黄腻，脉浮微弦。仍本前方意撤去风药，稍加行气生津之品。

处方：天花粉 12g，沙参 12g，茯苓 9g，芦根 12g，冬瓜仁 12g，佩兰 9g，厚朴 9g，浙贝母 9g，生谷芽 15g，茵陈 12g，刺蒺藜 9g，甘草 3g。2 剂，上方尽剂后诸症即告痊愈。

案二：邓某，男，70 岁。

患肺结核咯血，长期未能治愈，经常痰中带血。近来仍咳嗽痰黏，痰中带有血丝，喉部自觉烘热、眩晕、失眠、腰痛、大便结燥、肢体困倦、胃纳不佳，小便时黄时清，舌苔厚腻微黄，脉象弦滑略数。

据以上症状分析，眩晕、腰痛、失眠应属肝肾阴亏之象，阴亏则虚火上炎，故喉部自觉烘热；肾精不能上承，娇脏反受木火，燥热灼肺，故咳嗽痰稠；火盛迫血，故痰中带血；肺合大肠，肺燥则便结，其肢体困倦，胃纳不佳，小便时黄，苔黄厚腻等，应属兼有湿热之象；脉象弦滑略数为湿热蕴痰之证。因此本例病机应属阴虚肺燥，兼夹湿热。治当养阴润燥、清热除湿，佐以化痰止咳、宣降肺气。故用二至丸以养肝肾之阴而不腻，其中旱莲草兼能止血；用玄参、麦冬以润肺燥，加天花粉生津而兼能行水；用冬瓜仁、白茅根清利湿热而不苦燥，其中白茅根又可凉血止血；用不腻不燥之瓜蒌皮、枇杷叶、紫菀化痰止咳，其中紫菀并有宁络之功；桔梗、杏仁宣降肺气，其中杏仁兼有润肠通便之力；再加甘草调和诸药。如此，<u>丝丝入扣</u>，紧合病机。

处方：女贞子 10g，旱莲草 10g，麦冬 10g，玄参 10g，天花粉 10g，冬瓜仁 12g，白茅根 15g，瓜蒌皮 10g，枇杷叶 10g，紫菀 10g，桔梗 10g，杏仁 10g，甘草 3g。

二诊：服上方 2 剂后，精神转佳，胃纳增进，头晕、腰痛消失，大便不结燥，咳痰带血症状亦减。现仍感喉间烘热，痰中常有血丝，睡眠欠佳，小便微黄，舌苔厚腻微黄，脉象浮弦而细。因其舌上厚腻苔未去，宜稍撤去育阴之品，而加强除湿之力，故去女贞子、天花粉，加薏苡仁，配杏仁、冬瓜仁以仿三仁汤之意，除湿热而不燥。再加白及，甘苦微寒，合白茅根加强补肺止血之力。

处方：玄参 10g，麦冬 10g，桔梗 6g，冬瓜仁 12g，杏仁 10g，薏苡仁 12g，瓜蒌皮 12g，旱莲草 10g，白茅根 12g，紫菀 10g，白及 10g，枇杷叶 10g，甘草 3g。

服 6 剂后，咳嗽、痰中带血即告消除，余症亦趋缓解。后再以上方意服用加清淡饮食调理，多年咳嗽、咯血而获痊愈。

案三：杨某，女，30 岁。

长期胃中隐痛，呃逆，食少，眠差，曾经西医诊断为慢性胃炎。最近发展为食即呕吐，胃痛加剧，口中干燥，不欲饮水，午后感低热，胸闷不舒，大便时秘时溏，小便微黄，舌苔前部光红，舌根腻微黄，脉象浮细微数。

据上述症状分析，呃逆、口干、大便时秘、舌苔前部光红，应属胃阴亏损之象；其胸闷不舒，不欲饮水，大便有时溏薄，小便微黄，舌根腻微黄等，又属湿热之征。胃阴亏损，多兼湿热阻滞，致使胃中不和而发为食少、眠差；胃失和降则发为食即呕吐，胃气不舒则发为胃中疼；其脉浮细微数亦符合阴虚兼夹湿热之候。此种胃阴亏损、气滞湿热之证，用药必须面面兼顾，故仿启膈散方加减。选用沙参、川贝母、天花粉、丹参养胃阴而不滋腻，茯苓、佩兰、冬瓜仁、荷叶除湿热而不伤阴，郁金、砂仁壳、厚朴花、丝瓜络行滞气而不劫液，加竹茹和胃止呕而不燥。

处方：沙参 12g，川贝母 6g，天花粉 12g，丹参 9g，茯苓 12g，佩兰 12g，冬瓜仁 12g，荷叶半张，郁金 9g，砂壳 3g，厚朴 10g，竹茹 12g，丝瓜络 12g。

上方服 4 剂后，胃痛即止，诸症亦趋缓解，后续以上方意加减进退，调理月余而获痊愈。

（十三）咳嗽

1. 咳嗽治验

案一：马某，女，62 岁，咳嗽 6 个多月。

患者 6 个月前感冒后出现咳嗽，反复发作，经治疗症状未见缓解。现阵发性咳嗽，干咳少痰，每遇冷空气或异味刺激后咳嗽加重，夜间明显，咽痒即咳，偶有胸闷气急，舌红，苔薄黄，脉弦滑。

诊断：咳嗽，风邪伏肺证。

处方：炙麻黄 6g，杏仁 9g，生黄芪 20g，紫菀 10g，炙枇杷叶 15g，玄参 15g，射干 10g，蝉蜕 6g，紫苏叶 10g，浙贝母 10g，黄芩 12g，连翘 15g，桑白皮 15g。

二诊：服药 7 剂后，已无胸闷气急，对异味刺激敏感性降低，咽痒好转，夜间刺激性干咳减轻，舌淡红，苔薄白，脉弦滑。前方去浙贝母、黄芩以防苦寒伤胃，加桔梗 6g，北沙参 30g，麦冬 15g，养阴润肺利咽。继续服用 7 剂。咳嗽明显好转。巩固治疗月余，咳嗽渐渐消失。

按：本病患因风邪犯肺，郁闭肺气，气机升降失调，肺气上逆，导致咳嗽频繁、咽痒等不适。风邪犯肺，日久内伏可致气道挛急失畅，故见气道敏感，气道反应性增高，接触冷热空气刺激或吸入异味等均可诱发咳嗽。方中麻黄、杏仁宣肺降气止咳，疏散表邪；紫菀、炙枇杷叶润肺化痰止咳；玄参、射干、紫苏叶、蝉蜕疏风解痉，润燥清肺利咽；浙贝母、黄芩、连翘、桑白皮清肺化痰止咳；生黄芪补肺益气固表。庶几，难治性咳嗽可平。

案二：李某，女，72 岁，间断咳嗽 2 个月。

患者 2 个月前出现咳嗽，咳少量白痰，胃脘胀满，恶心，时有泛酸烧心，平素易怒，喜叹气，纳可，二便调，舌质红，苔薄黄微腻，脉滑。既往曾有反流性食管炎病史。

诊断：咳嗽，肝胃郁热，肺胃不和。

处方：柴胡 10g，白芍 10g，紫苏子 10g，黄芩 12g，半夏 9g，砂仁 6g，黄连 3g，生石膏 30g，海螵蛸 15g，桑白皮 15g，杏仁 9g，浙贝母 10g，炙枇杷叶 10g。日 1 剂，水煎取汁 300mL，分早、晚 2 次服，共 7 剂。

二诊：患者自诉上述症状逐渐好转。效不更方，按上方继续治疗，1 个月后咳嗽消失。

按：患者平素易怒，肝郁化火，横逆犯胃，肝胃不和，则胃脘胀满；肝郁化火，横逆犯胃，肝胃郁热，肝胃不和，故泛酸烧心、恶心；肺胃不和，肺气上逆，故咳嗽。方中柴胡、砂仁、白芍疏肝解郁，行气和胃；生石膏、黄芩、半夏、黄连清泄肺胃之热；紫苏子降逆化痰止呕；海螵蛸抑酸止痛；桑白皮、杏仁、浙贝母、炙枇杷叶清肺化痰止咳。

案三：高某，女，54岁，间断咳嗽6个月。

6个月前受凉后出现咳嗽，咳吐黄痰，伴鼻塞，喷嚏，鼻流浊涕，咽部异物感，声音嘶哑，舌质红，苔黄腻，脉滑数。患者既往变应性鼻炎病史30余年。

诊断：咳嗽，气虚痰浊，风邪阻窍，肺热郁闭。

处方：生黄芪15g，桑白皮15g，杏仁9g，陈皮10g，半夏9g，厚朴15g，茯苓15g，荆芥10g，苍耳子10g，射干10g，蝉蜕6g，黄芩12g，连翘15g，桔梗6g。日1剂，水煎取汁300mL，分早、晚2次服，共7剂。

二诊：咳嗽、咳痰、鼻流浊涕，以及咽部异物感较前减轻。继续服用1个月后病情基本控制，咳嗽消失。

按：患者既往有长期变应性鼻炎病史。肺气素虚，感受外邪，入里化热，肺热郁闭，痰热内生；又肺开窍于鼻，故痰热阻闭于肺窍，则出现咳嗽、咳痰，伴鼻塞，鼻流浊涕；肺热郁闭，痰气交阻，互结咽喉，故咽部异物感。

方中生黄芪补肺、益气固表；桑白皮、杏仁清肺止咳化痰；陈皮、半夏、厚朴、茯苓行气解郁，化痰散结；黄芩、连翘清泄肺热；苍耳子祛风除湿通鼻窍；荆芥、蝉蜕祛风通窍；射干、桔梗清热解毒利咽。是故虚、实、痰、热，多方兼顾，用药轻灵平正。常言道：咳嗽咳嗽，医生的对头！这例30多年的老咳嗽，1个月余治好，可谓一例精彩的病例。

案四：沈某，男，50岁，发热，便下紫血1天。

1天前，患者因发热，便下紫血而就诊。检查脘下触之有包块，但不痛，经治疗后发热、下血均瘥，而腹部日渐膨胀，渐至脐突，青筋暴露。经用补气、运脾、温肾、逐水诸法不效。反复检查，既非肝硬化腹水，也非肾病，难以明确诊断。当时天气日冷，见其伴有明显咳喘，咳吐多量白色泡沫痰液，苔白，脉弦。辨证为寒饮伏肺，肺气不宣，通调失司。治疗以小青龙汤原方，温肺化饮，开上启下。

处方：炙麻黄10g，生姜3片，桂枝10g，白芍15g，甘草6g，细辛3g，法半夏12g，五味子6g。

肺为水之上源，通过开宣肺气以利尿，化饮以消水。药后腹水随咳喘咳痰的改善而日渐消退，月余疾病痊愈。

按：咳喘是临床常见的难治病证，治疗颇费周折，诚如喻嘉言所说"人身难治之病有百证，喘病其最也"。考《伤寒论》小青龙汤，功能解表蠲饮、止咳平喘，主治外寒里饮证，喘咳痰多清稀，胸满不得卧，背冷恶寒，或肢面浮肿，小便不利，舌苔白滑，脉浮紧等症。药用麻黄、桂枝解表散寒，宣肺平喘；干姜、细辛温肺化饮，助麻桂解表；五味子酸收敛气；白芍和营养阴，散收相合；半夏燥湿化痰，和胃降逆；炙甘草益气和中，调和诸药。李克光根据痰饮的发病机制，用治鼓胀重度腹水继发喘咳的方法，竟获祛痰消鼓胀的奇效。综观中医学发展史，"尊经泥古"曾一度禁锢了人们的思想，限制了中医学的发展，然活法圆机，却可取得意想不到的效果。

2. 小结

李克光认为治疗咳喘重在治痰，并将咳喘病分为以下 5 个证型论治，指出每个证型的临床辨证要点、治法、辨证用药、随症加减，常取得较好疗效。

（1）风寒外束，痰热内蕴证　临床常见于肺炎、慢性支气管炎等伴有感染或急性发作期患者。辨证要点：恶寒发热，咳嗽气急，吐痰色黄质稠或有泡沫，烦躁，无汗，头痛，口干，胸闷，小便黄，大便偏干，舌尖红，苔白腻略黄，脉滑数。治宜外解风寒，内清痰热。

常用方药：麻杏石甘半夏汤加减。炙麻黄 5g，生石膏 30g，杏仁 10g，甘草 3g，薄荷 3g（后下），前胡 6g，桔梗 5g，橘红 6g，枇杷叶 10g。

若寒去热退，微有汗出，头痛缓解，减薄荷，加半夏、射干；若咳嗽气急缓解，寒热未作，痰转黏白，量不多，稍有痰鸣，苔白腻，去生石膏，加紫苏子降气。

李克光治疗咳喘常用麻黄、薄荷宣散外邪，生石膏辛寒清热，温清并用，宣降兼施，佐以杏仁、前胡、桔梗、橘红、枇杷叶、甘草等化痰止咳平喘之品，外邪去则寒热罢，痰热清则咳喘平。

（2）外寒里饮，痰浊阻肺证　临床常见于慢性支气管炎、支气管哮喘、肺气肿、心源性哮喘等急性发作期。辨证要点：咳喘气急，喉中痰声辘辘，痰多色白质稀夹有泡沫，形寒微热，口不渴，苔白腻或白滑，脉弦滑或沉弦。治宜解表散寒，温化寒饮。方用小青龙汤加减，临证亦可酌情配伍三子养亲汤合二陈汤等，以止咳化痰平喘。

常用方药：炙麻黄 5g，桂枝 3～10g，白芍 10g，细辛 1.5～5g，干姜 3～9g，五味子 5g，姜半夏 10g，炒紫苏子 10g，炙白前 6g，桔梗 5g，炙甘草 3g。

寒热已解，但仍有咳而气急，痰鸣量多，苔浊腻者，去五味子，加白芥子、莱菔子、紫菀、泽泻；咽痒，咯痰黏白，喷嚏较多者，加炙僵蚕；冷热调节功能差，易由感冒引发者，加生黄芪、生白术、防风、陈皮；痰白量少，苔淡黄，脉小弦滑者，加党参、焦白术。

李克光认为，咳喘病初起，风寒外束，肺气宣降不利，当以宣肺为先。麻黄功能解表散寒、宣肺平喘，为必用之药。除用小青龙汤发散风寒、温化寒饮之外，伍以紫苏子、白前降气止嗽，如此药证相符，方能迅速起效。

（3）脾肾阳虚，痰浊蕴肺证　临床常见于慢性支气管炎、肺气肿、肺源性心脏病、肺结核等久病阳气亏耗，或素体阳虚，痰浊内蕴者。辨证要点：咳喘，动则尤甚，咯痰量多，色白质黏，面色㿠白，形寒怯冷，纳差，便溏，腰膝酸软，肢体虚浮，舌质淡，苔白腻，脉沉细滑。治宜温阳补虚，降气化痰。脾虚为主者用苓桂术甘汤为主方，酌配二陈汤；肾虚为主者用肾气丸，酌配苏子降气汤。

常用方药：桂枝 3～10g，炒白术 10g，茯苓 10g，炙甘草 3g，杏仁 10g，法半夏 10g，陈皮 6g，炒紫苏子 10g，党参 10g，桔梗 10g，川贝母 6g。

若咳喘减轻，痰量减少，痰稀白多泡沫，脘腹胀满，大便溏薄，脉沉细弱者，宜去紫苏子、杏仁，加干姜；咳喘入夜明显，动则尤甚，肾虚明显者，加入肾气丸（包煎），以温肾纳气、化饮平喘，待咳喘平再酌情加入补骨脂等温阳补肾之品以巩固疗效。

（4）痰热蕴肺，肺肾阴伤证　临床常见于急慢性支气管炎、肺气肿、支气管扩张、肺结核等素体阴虚，或疾病迁延、痰热耗伤肺肾之阴者。辨证要点：咳喘气急，不能平卧，痰多色黄，黏稠难咯，口燥咽干，两颧潮红，腰酸腿软，舌红少苔，津液亏乏，脉滑细数。治当"急则治其标，缓则治其本"。急用白虎汤合麻杏石甘汤，酌配清热化痰，开壅遏之气以治其标，滋补肺肾之阴以治其本。

常用方药：炙麻黄 5g，生石膏 30g，知母 10g，川贝母 10g，杏仁 10g，甘草 3g，黄芩 10g，鱼腥草 20g，桑白皮 10g，射干 6g，竹茹 5g。

咳喘阴虚征象显著者，加南沙参、北沙参、麦冬、五味子。

（5）痰浊伏肺，肺脾肾俱虚证　临床常见于肺气肿、慢性支气管炎、肺源性心脏病、心源性哮喘、肺结核等病程迁延日久，肺脾肾阴阳俱虚者。辨证要点：咳喘不能平卧，动则尤甚，胸闷，气短，心慌，吐痰色白质稀或夹淡黄痰，不易咯出，脘痞，纳呆，食少便溏，两颧潮红，溲少，畏寒，面浮，腰以下肿，舌质淡，苔淡黄微腻，脉滑数。治以补肾为主，兼以清肺化痰，肺脾肾同调。方用肾气丸为主方。

常用方药：沙参 12g，紫苏子 10g，陈皮 12g，杏仁 10g，桑白皮 10g，熟地黄 10g，怀牛膝 10g，白前 6g，茯苓 15g。另可加法半夏 12g，甘草 3g。每日 2 次分服。

（十四）癫痫

1. 癫痫治验

案一： 患者，张某，男，18 岁，反复癫痫 3 年。

患者 3 年来反复出现癫痫，每 7 ～ 8 天发作一次，每次持续 5 ～ 10 分钟，发作前头晕、目眩、胸闷，继而昏仆不省人事，口流痰涎，双目上视，四肢抽搐，小便失禁，多在睡眠时或情感变化之后发作，发作后酣睡，醒后头痛、体倦，对发作情况毫无记忆，舌淡、苔白腻，脉弦。平素服用苯妥英钠等抗癫痫药无显效。

治以疏肝解郁、豁痰开窍法。

处方：柴胡 10g，香附 10g，郁金 12g，远志 10g，石菖蒲 10g，白矾 0.3g，丹参 10g，鸡内金 10g，白芍 15g，神曲 15g。12 剂，每日 2 次。

2 周后患者复诊，述服药后发作一次，发作时间较前缩短，持续 3 ～ 5 分钟，故上方改白矾为 0.5g，又服 12 剂。患者再次复诊，诉未再发作，上方加全蝎 2g，12 剂。之后复诊，未再发作，故继服上方。随访半年，控制良好。

案二： 曾某，男，59 岁，成都航空工业学校。1993 年 3 月 15 日就诊。

头昏头痛 6 个月余，加重伴反复癫痫 3 个月。

患者 6 个月余前常有头昏头痛，未予治疗。3 个月前突然发生昏倒，不省人事，四肢时有抽搐，口中冒出白沫，约有 5 分钟，患者苏醒后精神疲惫，四肢倦怠，头昏头痛。遂急送某医院做 CT 检查，结果为右颞叶硬膜下积液，量约 6mL。颈椎 CT 检查：第 3～5 椎骨质增生。苯妥英钠 0.1g，每日早晚各服 1 次，控制其癫痫发作，但患者仍然每周有 2～3 次癫痫发作，每次 3～5 分钟，并伴见头昏头痛，呕恶，失眠，记忆力减退，二便调，饮食尚可，舌质红，苔白，脉沉。经人介绍，遂来求治，诊断为癫痫，风痰上逆所致。

李克光认为患者体质比较壮实，病情虽重，但病程较短，可先以峻药攻逐之，可用《金匮要略》甘遂半夏汤治疗。

处方：甘遂 3g（另包，煎服），法半夏 20g，白芍 10g，甘草 6g，白蜜适量（兑服）。每 2 日服 1 剂。

3 月 22 日二诊：服药后患者稍感脘腹不适，时有腹痛，每日腹泻稀水 2～5 次，未见呕吐，现已服完 3 剂。患者自觉头昏头痛减轻，服药后未见癫痫发作，但仍时有呕恶，失眠，舌质红，苔薄白，脉沉。经云："大毒治病，衰其大半而止。"今用甘遂半夏汤既已中病，故改用茺蔚子、车前子、白芥子、薏苡仁、茯苓、川萆薢、茵陈、法半夏、枳实、甘草等化痰利湿之品，以图缓治，每日 1 剂，连服 1 周。

3 月 29 日三诊：服药至今，未发生过癫痫，头昏头痛减轻，睡眠好，二便调，饮食可，苔薄白，脉沉。李克光认为"患者体壮，积水未尽，仍可攻逐之"，再拟《金匮要略》甘遂半夏汤攻逐其头部积液，使其积液从二便泻下，积液去则癫痫自愈。

以后复诊，李克光皆以攻逐之法与化痰利湿之法交替使用，以甘遂半夏汤攻逐其积液，用二陈汤加化痰利湿药以缓利其积液，恢复正气。患者自觉效果良好，自服李克光的药后，癫痫未再发，精神好，睡眠好，饮食正常，二便调。

李克光认为《金匮要略》甘遂半夏汤乃治疗痰饮的有效方剂，该方性烈攻逐，见效迅速，非病急而体质壮实者不可用，仲景用以治疗心下（胃脘）部位的痰饮病症。李克光常用该方法治疗其他部位的痰饮积液所引起的诸般怪症，其效甚佳，诚所谓"怪病多从痰治"。可见他在临床上运用古方及有毒之药物经验颇为丰富，实为深谙中医理论之奥妙，才能不泥于古人之方而圆机活法。

按： 癫痫是一种发作性神志异常的疾病，以阵发性、短暂性脑功能紊乱为特征，病名首见于《五十二病方》。其主要症状为突然仆倒，昏不知人，口吐涎沫，双目直视，四肢抽搐或作猪羊叫，发过即醒，醒后如常人，是一种病因复杂的神经系统综合征。患者脑电波存在棘、尖、慢波等异常放电。任何年龄阶段均可发病，但以 4 ～ 5 岁，或年长儿较多见。平时可无异常，但易反复发作，部分患者可有智力低下，呈持续状态者预后不良。

2. 小结

癫痫的病因病机较复杂，其发生不但与先天因素有关，而且还有许多其他因素参与。大多由先天因素（胎中受惊、元气不足）、七情失调、脑外伤、饮食不节或患他病之后，使脏腑失调、痰浊阻滞、气机逆乱、风阳内动所致。本病以头颅神机受损为本，故病位在脑；脏腑功能失调为标，脏气不平，阴阳失调，神元受累，元神失控是本病的关键所在。据临床观察，本病与孕期母亲过度惊恐、精神刺激，生产过程中产钳助产，产后缺氧、窒息，以及煤气中毒、外伤、家族史等均有一定关系。李克光认为癫痫多由于肝郁日久，疏泄失职，中焦运化失调所导致，属本虚标实。本虚一为先天不足，二为后天脾胃失调；标实为肝风痰热，痰自脾生，脾虚痰盛是癫痫主要的病变基础。患者多有明显的气郁病史，或大怒之后，或小儿生气后哭中睡觉都可引起发作。发作前多有情绪不稳定，易于伤感，心情烦躁，胸脘满闷，气涌痰盛；妇女月经来潮前有乳房胀痛、口苦、咽干等先兆。发作时的临床表现为先有头晕，目眩，胸闷，两胁胀痛，继而昏仆、不省人事，口角流涎，喉中痰鸣，双目上视，四肢抽搐，小便失禁，发作后酣睡，醒后头痛、体倦，对发作时的情景无记忆，舌质淡、苔白腻，脉弦滑。

西医学检查：脑电图提示有棘慢波，并有局部病灶。李克光审因论治，以疏肝解郁、豁痰开窍为基本治法。辨证守方，灵活运用，以柴胡、香附、郁金、白矾、远志、石菖蒲、珍珠母为基础药物。柴胡味辛苦、气微寒，芳香疏泄，条达肝气，疏肝解郁；香附味辛苦微甘，辛能通行，苦能渗泄，微甘缓急，可疏肝解郁行气，助柴胡以解肝郁；郁金辛散苦泄，解郁开窍，且其性寒兼有清心之功；白矾酸苦涌泄，清化痰涎；远志味辛通利，既能祛痰，又利心窍；石菖蒲辛开苦燥温通，芳香走窜，开心窍、醒神志、豁痰涎，与远志合用可加强化痰开窍之功；珍珠母咸寒，质重入心，镇心安神，以除烦躁不安。现代药理研究证明，柴胡、远志、石菖蒲均有中枢镇静作用。诸药合用，疗效可靠、稳定，不易复发，还可改善脑功能。

随症加减：抽搐较重，加全蝎、地龙息风通络止痉；血瘀较重，加丹参、当归尾、三七活血散瘀；痰多胸闷，加川贝母、砂仁化痰开胸；头痛，加白芍、天麻、菊花平肝潜阳；眩晕，加当归、白芍滋阴养血；反应迟钝，加何首乌健脑益智；纳呆、腹胀，加神曲、莱菔子消食除胀；睡眠不宁，加酸枣仁、夜交藤安神。

（十五）发热

长期低热，是指持续低热在 1 ～ 2 个月，甚至更长，或低热反复发作，经数月或更长时间未能治愈者而言。这类患者，常自觉热势不退，体温多为 37.5 ～ 38℃。有的病例往往经过医院的各种检查亦难于确定诊断，因而使治疗颇为困难。李克光临床观察，这类患者按中医辨证，大多属于虚损发热和湿热郁滞及肝郁化热 3 种类型。其中属于虚损发热者，又有阴虚和气虚的差别；属于湿热郁滞者，其特点常为湿重热轻；属于肝郁化热者，一般多具有肝脾失调或肝胃不和证候。现将其辨证论治要点分述于后，并附病案举例。

虚损发热者多由久病失养或积劳内伤，以致元气亏损，精血不足，阴虚不能制阳，则虚火内炽而发热；或气虚不运，营卫运行失调，郁而化热。

1. 阴虚发热案

案一：李某，男，26 岁，反复低热、盗汗 5 个多月。

5 个月前因患急性黄疸型肝炎住院 1 个月，"痊愈"出院。但一上班劳动即发低热（体温 38℃）。自觉心口和手足心热，午后及夜间更甚，伴眩晕、耳鸣如蝉、盗汗、胁痛，脉细数，舌红少苔。

此患者显系热病后阴液耗伤，而肝胆余热未尽，灼伤肾阴，致成肝肾阴虚。治宜滋肾养肝，兼清余热。

处方：知母 15g，白芍 15g，板蓝根 15g，白茅根 15g，黄柏 10g，龟板 10g，鳖甲 10g，牡丹皮 10g，青蒿 10g。

连服 1 周，体温降至正常，诸症渐减。后仍按虚多邪少、热伤阴分论治，守方守法，再服 8 剂。随访 2 个月，未再复发。

案二：刘某，男，23 岁，重庆市某工厂学工。初诊日期：1974 年 9 月 10 日。

主诉：反复低热，盗汗，近 5 个月。

患者于 1974 年 3 月上旬患急性黄疸型肝炎，经住院治疗 1 个月，肝功能恢复正常，症状消失而出院。但从 4 月中旬上班工作后即发低热（体温 38℃左右），自觉手足心热，以午后及夜间显著，并伴有眩晕、耳鸣、盗汗、胁痛、小便黄等症。出院后曾连服茵陈蒿汤 10 余剂，因有腹泻反应而停药。改用板蓝根、金钱草等治疗，效果亦不明显。诊其脉象细数，舌红苔少，显系热病之后，阴液耗伤，兼之肝脏余热未尽，尤易灼伤肾阴，致成肝肾阴虚。治法宜以滋养肝肾为主，兼清肝热。

处方：龟板 9g，黄柏 9g，知母 9g，青蒿 9g，鳖甲 9g，牡丹皮 12g，白芍 12g，板蓝根 15g，白茅根 15g。

二诊：1974 年 9 月 18 日。患者连续服上方 1 周，体温降至正常，阴虚证亦明显减轻，仅时有盗汗及胁下微痛。仍按虚多邪少，热伤阴分辨证，嘱患者再坚持服原方 2 周。随访 2 月余，未见复发。

此证多热于午后或晚间，并见两颧潮红，舌红少苔，脉细数。肾阴虚者易见盗汗，腰痛，耳鸣如蝉；肺阴虚者易见喉干口燥，干咳，胸痛，痰中带血；心阴虚者每见心悸，心烦，失眠，多梦等；肝阴虚者多见眩晕，头痛，急躁易怒，胁肋胀痛等；胃阴虚者易见口干舌燥，饥不欲食，大便燥结，干呕或呃逆等。其治法为滋阴降火。常用清骨散、知柏地黄汤加减进退。

2. 气虚发热案

案一：谢某，女，35 岁，干部，反复低热 6 月余。

6 个月前出现反复低热，且伴腹痛、腹胀、腹泻，反复发作，颇以为苦。一般每月发病 1 次，连续 3～4 天，每天 2～3 次。在某医院诊为慢性肠炎，经消炎抗菌等西药治疗无效。不能坚持工作，开始半休。在另一医院诊为肠结核，注射链霉素，口服异烟肼，治疗 3 个月亦无效。病情更加严重，改为全休。患者害怕得了绝症而八方求医，慕名求治于李克光。

近月来食欲大减，消瘦，气短乏力，眩晕，面色苍白，舌淡，脉虚弦。辨证为中气虚弱兼肝郁乘脾，治以甘温除热，兼以疏肝解郁法。

处方：党参 15g，白芍 15g，黄芪 25g，白术 10g，陈皮 10g，柴胡 10g，当

归 10g，广木香 10g，升麻 6g，甘草 4g。

7 剂后体温渐趋正常，腹痛、腹泻、腹胀症状减轻。续用前方加入广藿香 10g，茯苓 15g，再服 7 剂而热退身凉，诸症消失。患者及家属都不敢相信半个多月竟能治好如此严重的疾病。但事实如此，又不得不相信，连呼遇到"神仙"了。

此证临床表现为低热，少气懒言，倦怠乏力，自汗，食少便溏，舌淡苔薄，脉虚。其治宜补中益气法以甘温除热，常选补中益气汤、黄芪建中汤等，屡建奇功。

案二：张某，男，16 岁，学生，间断发热 2 年余。

2 年前反复出现发热并伴有头晕，体温在 38℃以上。曾先后在多家医院门诊或住院治疗，曾诊断 EB 病毒感染，予抗生素、增强免疫制剂、退热药物、清开灵、双黄连、柴胡注射液等点滴或肌注，并服中药汤剂，均未见明显效果。近 2 年几乎 1/3 的时间都在住院，并已辍学。发热一般自上午 6～7 时开始，至中午达到高峰，体温 38～39.2℃，午后 4 时退热。发热期间，白细胞正常或轻度偏高。平时身冷畏寒，少动懒言，嗜卧，疲乏无力，发热时有轻度恶寒。经常感冒，有汗出，口微渴，纳食尚可，但无饥饿感。睡眠多梦，近 1 年来时有梦遗，甚则隔日一遗。大便偏软，小便畅。

既往幼时曾患心肌炎。发育良好，面色微黄暗，精神倦怠，就诊时趴伏诊桌上，懒言，问诊均由家长代述。舌红苔薄黄腻，脉沉细弦。

辨证：定位在肺脾肾，定性为气虚发热，湿热内蕴。

治法：补中益气，清热化湿。

处方：补中益气汤合玉屏风散加味。生黄芪 30g，太子参 12g，白术 10g，甘草 6g，升麻 6g，柴胡 10g，陈皮 10g，防风 10g，桂枝 10g，茯苓 15g，法半夏 10g，生石膏 30g，炒黄芩 10g，青蒿 12g。

以上方加减或单用补中益气汤治疗后，体温最高不超过 38.2℃，并提前于中午退热。疲乏、遗精消失，平时畏寒、发热时恶寒由减轻至消失。未再感冒，头晕如故，纳差，口渴欲凉饮。舌苔淡黄稍腻，脉沉濡细。改予东垣补脾胃泻阴火之升阳汤加味。

处方：生黄芪 30g，苍术 10g，白术 10g，党参 15g，甘草 6g，升麻 6g，柴胡 10g，炒黄芩 10g，黄连 6g，生石膏 30g，羌活 6g，鸡内金 15g。

服药 5 天后体温下降。但头晕如故，回忆头晕与发热常同时出现，晕重时不欲睁眼，站立不稳，无耳鸣。头晕伴头身沉重。询问饮食习惯，谓偏嗜肉食。舌稍红，苔中心黄微干，脉沉细弦。上方加白芍、菊花各 12g，柴胡减为 6g。服药 7 剂后，已 2 个多月未出现发热，每次来诊时测体温正常。现患者精神体力明显改善，喜活动，可以踢球，并外出旅游 10 余天。但头晕沉，睡眠差，易醒。舌红苔淡黄稍腻，脉沉偶结。考虑头晕系在气虚的基础上痰热内蕴上犯清窍所致，予黄连二陈汤合半夏白术天麻汤加减。

处方：黄连 6g，陈皮 12g，法半夏 15g，茯苓 20g，甘草 3g，天麻 10g，白术 10g，太子参 12g，生黄芪 30g，泽泻 15g，白芍 12g，夜交藤 30g。

服药 5 剂后，回访 3 月余，发热未再出现，体温正常。上方服后头晕沉明显减轻，头目清爽，纳、眠、二便均调。舌淡苔薄黄，脉沉细，未见弦脉。鼓励加强锻炼，考虑复学。

按： 李克光常在诊中或诊余就辨治中的重点问题予以讲解分析。关于该案他指出，本案诊断气虚发热的主要依据有三：一是患者为 16 岁青少年，形体不衰，发育良好，但具有与年龄、形体不相应的一系列气虚表现，如精神倦怠，少动懒言，甚则就诊时趴伏在诊桌上，脉象沉细；二是患者极易感冒，连续感冒，平时畏寒，发热时伴恶寒，提示气虚，而且卫表不固，表阳亦虚，故正虚则邪入；三是发热的时间集中在上午，一般 6～7 时体温上升，至中午达到高峰，下午 4 时退热。中医学认为，人与天地相应，人体的阳气与天之阳气相应，发热为正邪交争的表现，"平旦人气生，日中而阳气隆，日西而阳气已虚，气门乃闭"（《素问·生气通天论》）。气虚之人，正气不足以与邪气抗争，发不起热来。上午至中午时，人体阳气相对充盛，并借助于天之阳气与邪气相争而发热。这就是气虚发热多表现为上午发热的道理。"人与天地相应"不是一句空话，完全应该而且能够指导中医临床。

关于气虚发热的病机虽见于《素问·调经论》，但详述其病机、临床表现及治则始见于东垣《脾胃论》中"脾胃虚，则火邪乘之而生大热""脾胃一伤，五乱互作，其始病，遍身壮热，头痛目眩，肢体沉重，四肢不收，怠惰嗜卧，为热所伤，元气不能运用，故四肢困怠如此"。在治疗方面，甘温除热遂成为治疗气虚发热的主要治则，但是在方药的具体运用上并不那么简单。以本案为例，初用补中益气汤合玉屏风散加清热药，虽有效而未见显效，用东垣补脾胃泻阴火之升阳汤则效如桴鼓。其中就以甘温补脾、甘苦寒清热佐以升阳标本兼治的原则而言，并无大的差异，但在"泻阴火"上则有不同。由于气虚，阳气不能布达，阴火不得散泄。由于气虚，湿不得化，湿郁则化热。湿热蕴阻，气机不得宣展：在上则阳气不升，故头晕头沉；在中则运化失职而纳食无味，脾阳不达四末则四肢沉重懒动畏寒；在下则湿热下注而出现遗精等。治疗上除补脾肺、升阳气、清湿热之外，还必须考虑"治未病"，尤其是与脾密切相关的脏腑，而肝为脾之所不胜之脏。

气化学说述"土得木而达"，借风木之阳以疏散湿热。该方以辛散苦温的风药——羌活来加强肝的疏泄（肝以辛为补，以酸为泄），激发阳气，使阳气得以升达，阴火得以疏散。东垣谓之"助阴"，其道理，东垣论述甚精："今所立方中，有辛甘温药者，非独用也，复有甘苦大寒之剂，亦非独用也。"泻阴火，以诸风药升发阳气，以滋肝胆之用。《脾胃胜衰论》谓羌活味辛、性苦温，入肝、肾、膀胱经，疏风散湿力雄，在"泻阴火"中，实有拨云驱雾之功。东垣的诸多补脾胃方中常用之，如升阳益胃汤、升阳散火汤、升阳除湿汤、防风羌活汤、羌活胜湿汤等均以羌活入方中。

3. 湿热郁滞发热案

案：李某，女，25岁，女工，反复低热4个多月，近1个月头昏欲仆。

4个月前曾患感冒发热，服银翘合剂而热不退，且多汗口渴。医生又开白虎汤2剂，热势减轻但体温始终在38℃上下波动。此后再服白虎汤无效。在某医院做各种检查未能确诊发热原因，经用西药亦未能退热，而以"不明原因低热待诊"不了了之。近2个月多方求医，先后服用藿香合剂、蒿芩清胆汤、补中益气汤等，体温偶可降至正常，但一上班劳累，旋又复发低热，头昏身重，1个月前，上述症状加重，头昏欲仆，不能工作，很以为苦，八方求医，终于找到李克光诊治。

诊得面色淡黄，舌淡苔白黄而腻，脉濡数。辨证为暑温夹湿，湿热久羁，中阳不振，余邪未尽。治疗宜重用辛香燥湿之品，以振奋脾阳；宣化湿邪，佐以清热。

处方：广藿香 10g，陈皮 10g，石菖蒲 10g，淡竹叶 10g，滑石 10g，厚朴 15g，茯苓 15g，草果 6g，甘草 3g。

2 剂尽则体温降至正常，食欲增进。时值国庆节，即自行停药数日。国庆节期间，因活动较多，饮食过杂且多食肥甘，遂致诸症复发，节后急来复诊。查其苔白，脉沉细。续按脾胃虚弱，湿邪未尽调治。服药 1 周，痊愈上班，胜任工作，随访 3 个月未复发。

此证因素蕴脾湿，复感湿热病邪，内外相引而致发热。湿热之邪易犯中焦，由于患者中气较弱，故病位在脾而表现为湿重于热。湿为阴邪，其性黏腻重浊，故起病缓慢，热势不盛，但病程缠绵，难于速愈。临床多见身热不扬，头昏重，身重或酸痛，胸闷不饥，口不渴，面色淡黄，苔腻，脉濡缓。治宜宣化湿热。方用三仁汤加减、正气散之类。

4. 肝郁化热案

案：李某，女，76 岁，反复发热 2 个多月。

2 个月前出现反复发热，伴上腹疼痛，食欲不振。因生气吵架，即发腹痛、呕恶不止，自觉一身时冷时热，胃纳不佳。曾以腹痛、发热急诊入院，诊为胆囊炎，观察治疗 3 日，痛缓出院。回家 2 日后病又复发，再找中医看诊。诊为中焦湿热，服藿香正气散 1 周，腹痛减，但仍午后低热，食欲不振，口觉极苦。遂改用蒿芩清胆汤，3 剂而热势减，但呕恶频作，不能自已，且眩晕昏仆，甚则不能起床。后改用二陈平胃散，吐、眩稍减，但烦热、口苦愈剧。辗转 2 个多月，痛苦至极，医患均一愁莫展，辗转求医，找到李克光。

查见舌红苔薄腻，脉弦细。辨证为此病起源于郁怒伤肝，肝失疏泄，致脾不健运，胃失和降。肝郁易于化热，脾困不能运湿。如单从中焦湿遏治疗而不疏肝解郁，调畅气机，就不能正本清源；病因不除，则病势始终缠绵难愈，甚则变证蜂起，穷于应付。

治法：以疏肝为主，辅以化湿清热。

处方：柴胡 10g，郁金 10g，黄芩 10g，枳壳 10g，白芍 15g，香附 15g，茯苓 15g，川芎 6g，甘草 3g。

由于辨证准确，方药对证，故 2 剂而呕吐渐止，眩晕减轻，体温降至正常，继以疏肝养胃法治之。上方去枳壳、川芎，加北沙参15g，麦冬10g，再服2剂诸症皆愈。即令停药，嘱其力戒嗔怒，保持心情舒畅，以免复发。

按： 此证多因忧思郁怒，伤及肝脾而致。肝主疏泄，不畅则郁；脾主健运，不运则壅。气机壅遏，升降失常，营卫不和，气郁化火故发热。主症为精神抑郁，或急躁易怒，时觉烦热，眩晕，头痛，胸胁胀痛，口干苦，嗳气，不思饮食，舌红苔薄，脉弦细而数。治宜疏肝理气，清解郁热。常用四逆散、越鞠丸、丹栀逍遥散等方。

李克光认为诊治长期低热，应按中医辨证施治的原则，根据病史及治疗经过，结合主要脉症，仔细分析其病因病机，治疗时才能做到"伏其所主，而先其所因"。如果仅针对发热一症而采用"热者寒之"的方法，则疗效往往欠佳。

上述病例，多数在以往治疗中均用过苦寒清热之品，反使病情迁延难愈。殊不知苦寒之品，多用、过用易伤脾胃，且化燥伤阴，对此类长期低热的患者，其本已热灼阴津，故尤不适宜。另外，还应看到各个证型间错综复杂的关系。如阴虚发热者，常兼湿热未尽，邪热伤阴，并非纯虚。肝郁化热者，又兼湿热中阻。故临证时务必仔细分析，认清主次，兼顾方妥。而一旦辨证准确，坚持守方守法不动摇，不宜轻易改动，杂投方药。低热消退后，也应继续治疗一段时间，以巩固疗效，方为稳妥。

此外，必要的医嘱万不可少，应劝说患者保持心情舒畅，注意劳逸结合。这样既有助于治疗，又可避免复发。

5. 小结

李克光不但善治杂病的发热，而且对温热病的诊治亦颇为精当。新中国成立初期，成都地区湿温病较多，如钩端螺旋体病、猩红热、脑炎、伤寒等，困扰着广大民众，威胁其生命安全。当卫生部门找到李克光去巡诊时，作为一名医务工作者，义不容辞，他放下自家的诊所工作毅然前往。他不畏艰苦，不怕被感染，深入疫区，到当时罹患最甚的成都周围地区去救治患者。不分昼夜寒暑，不论田边地头，不管平坝山区，只要患者家属一请，再远再累也去出诊。他通过大量的调查研究，总结出一套行之有效的抢救措施，分别采用斯炽公创制的新加化斑汤（玄参、知母、生石膏、生地黄、牡丹皮、荆芥、金银花、连翘、甘草）和清瘟败毒饮等方药施治，终将肆虐一时的猩红热等温热病制服，挽救了大批患者的生命，且药费低廉，奏效迅速，深受社会各界人士的好评。

李克光治疗流行性感冒发热，善用辛平表散，堪称一绝。这是以辛凉为主，微佐辛温以增强表散之力，而避免凉遏冰伏的上乘治法。具体说来，是以著名的银翘散加减化裁，每以"风中润药"防风易荆芥。他认为荆芥辛温而燥，虽能透风于热外，但耗伤肺津是其不足。而防风辛凉温润，既可疏风，又能护阴。这一见解，既得之家学，还可追溯到更深的学术渊源。

魏晋以降，治温病多以伤寒为准。由于伤寒、温病不分，势必影响疗效，甚则不免枉死。温病学派形成后，确定了一系列辛凉清解方剂，使伤寒、温病治法泾渭分明。但李克光在长期的医疗实践中发现，辛温、辛凉两类治法并非不能越雷池一步，若在辨证准确的基础上适当交叉配合，往往能收到意想不到的效果。晚清蜀中名医张子培常用银翘散加麻黄，功效倍捷。但三四日后，舌变红，则不可用矣。后何廉臣亦宗此法，在银翘散、桑菊饮中加用麻黄。此看似"杂乱无章"，实则麻黄于此大有深意：其一，增强表散之力，使表邪易于疏散；其二，避免方中寒凉药的冰伏之弊。故其效自然较原方为优。

1958 年春，斯炽公为来成都开会的毛泽东主席治感冒发热。诊其脉浮数，遂治以辛凉清解法，用银翘散去荆芥加防风，投药 2 剂而热退病愈，被毛主席赞为"名医"。李克光承继此法，屡治风热表证，效果颇佳。张、何诸家用麻黄辛温发散，若不能把握其应用时机及剂量，往往劫夺阴津，变生坏证。故李氏父子弃麻黄而用防风，较之前辈医家，更进了一步。

李克光治疗阴虚湿热，复感外风者，亦颇具匠心。他认为，此病内外合邪，虚实兼夹，治疗较为困难。因补阴则恐滋腻，清热又虑生湿，渗湿又怕损阴，发表则恐耗液，甚难下手。叶天士论及此病，仅有"面色苍者，须要顾其阴液"的提示。何廉臣提得较为具体，"治宜辛淡凉法，或佐芦茅二根，或佐梨蔗二汁"，但未出方。故此证甚少有成方可据。李克光反复搜寻、筛选，终于找到了祛风而不峻、清热而不寒、渗湿而不燥、养阴而不腻的较为理想的方药，证之临床，常获良效。李克光最爱应用防风、金银花等辛散凉泄之祛风药物，其既可透风于热外，又能避免峻汗伤阴，此即"祛风而不峻"之意。用甘平、淡渗之茯苓、豆卷、薏苡仁、泽泻、木通、滑石、甘草梢等渗湿而不伤阴之品，此即"渗湿而不燥"之意。一般少用白豆蔻、草果，因其芳香性燥，有伤阴之嫌，故常代之以冬瓜仁，取其通利三焦而不劫阴。非用香燥峻剂时，分量亦特别轻，3～5g即可，或与冬瓜仁合用以监制其燥。清热常用金银花、连翘、栀子、地骨皮等轻清之品，用其利而无苦寒伤中及苦以化燥之弊，此即"清热而不寒"之意。

补阴药种类繁多，有滋阴、养阴之别，不可不辨。滋阴药如熟地黄、何首乌、阿胶、龟甲等能使湿邪胶滞，故不能用于阴虚夹湿热证者；而沙参、麦冬、天花粉、玉竹、百合、女贞子、旱莲等系养阴之品，性味甘寒，甚少滋腻恋邪，故多用于阴虚夹湿，此即"养阴而不腻"之意。其中意味，颇堪玩味。

（十六）小柴胡汤加减治疗少阳坏证

黄某，女，53岁，右胁及腹部疼痛3天，加重1天。

3天前患者右胁及腹部突发剧痛，寒热往来，呕不能食，目睛发黄，口苦咽干，小便黄少，由某医院诊断为化脓性胆管炎。经汗下失治，病情愈发严重，已数日未进饮食，来诊时已奄奄一息。

诊查：目前神色衰败，身体重困，转侧亦无力，语音低微不清，时发谵语，视物昏花，双目若定，大便失禁。脉象弦细欲绝，舌质灰黑少津，上布干黄腻苔。

处方：小柴胡汤加减。生晒参9g，柴胡15g，枯黄芩12g，白芍12g，茵陈12g，枳壳12g，法半夏9g，生姜3片，大枣4枚，甘草6g。

二诊：患者服上方4剂后，诸症大减，腹泻停止，能进饮食，自觉全身稍有力气，能坐起诉说病情。近2日睡眠甚差，脉稍转有力，舌上津回。前方生晒参、柴胡、枯黄芩、枳壳、甘草各减3g，加入牡蛎、龙骨潜阳以敛精气。

处方：生晒参6g，柴胡12g，枯黄芩9g，白芍12g，茵陈12g，枳壳9g，法半夏9g，生姜3片，大枣4枚，牡蛎12g，龙骨9g，甘草3g。

患者后来登门相告，服上方4剂后，诸症即消失，只感身体衰弱，后注意饮食调养而恢复正常。一年后又患此病，仍以小柴胡汤合四逆散加减，服数剂即愈。

按： 据患者胁腹剧痛、寒热往来、口苦、咽干、目眩、呕不能食等症分析，其病显系邪在少阳。其目睛发黄，小便黄少，为湿热郁于半表半里所致。本应以清利少阳湿热、和解表里为治，但前医竟以发热为感冒症状而妄用汗法。《伤寒论·辨少阳病脉证并治》早有"发汗则谵语"之戒。而前医又以发热谵语、口苦咽干、小便黄少、目睛发黄等症为瘀热在里，妄用下法，以致洞泄不止，大便失禁，汗下两损阴阳；不但前症未解，加之数日未进饮食，脏腑精气本已无生化之源，再加病邪与药物之耗伤，故出现神色衰败、身重无力、语音低微、双目若定等危险症状；其脉象弦细欲绝，舌质灰黑少津，上布干黄腻苔，亦符合少阳湿热、气阴两损之证。《伤寒论》说："凡柴胡汤病证而下之，若柴胡证不罢者，复与柴胡汤。"故治法仍应以小柴胡汤为主方。此种虚中夹实之证，若过于扶正，则有壅邪之弊；过于祛邪，则有损正之虞。故以生晒参两补气阴，重用柴胡、黄芩以和解少阳，以白芍和营养阴、缓解腹痛，用茵陈以祛湿热，用枳壳以疏理肝脾，用法半夏以降逆止呕，加生姜、大枣、甘草和中以调营卫，如此恰合病机，丝丝入扣，纵然坏证凶险也不日而愈。

（十七）阴纵

吴某，男，22岁，阴茎勃起3天。

患者3天前梦遗，遗而不畅，晨起阴茎仍勃起不衰，持续3天，行走不便，乃来求治。

诊见患者形体壮实，精神紧张，阴茎坚挺不收，肿胀色紫暗，小便细长，排尿不畅，心烦，夜不安眠，食不甘味，舌红苔薄白、脉弦。

处方：川楝炭12g，丹参12g，黄芩12g，木通12g，滑石12g，瞿麦10g，金银花15g，牡丹皮15g，甘草梢3g。

服1剂后，阴茎松软如常，小便通畅，余无不适，遂愈。数年后追访，其性功能亦正常。

按：李克光治本例患者，使用通窍利小便、活血化瘀清热的法则，1剂而愈，且未留下任何后遗症，颇堪推崇。本例患者，因强忍不泻，败精阻滞阴茎脉络，致气血运行障碍，阴窍不通，故阴纵不收，小便不畅。因郁而生热，热扰心神不宁，兼之精神紧张，故舌红、心烦、夜不安眠。用黄芩、滑石、川楝炭、木通、瞿麦、金银花以清热除烦、通窍利小便，用丹参、牡丹皮活血化瘀通阴茎脉络；用甘草梢引诸药直达阴茎中，缓急止痛。诸药合用，阴茎脉络通畅，小便利，郁热去，故阴纵告愈。此证看似凶险急迫，但只要认准病机，果断治疗，倒也消退得快。

（十八）慢性胃炎

案一：李某，男，47岁，反复胃痛6个多月，加重1周。

6个月前患者饥饿后出现胃脘部疼痛，进食后缓解，平时未予重视，1周前上述症状加重，曾在当地医院胃镜检查提示：慢性浅表性胃炎，HP（++）；腹部B超检查提示：胆囊炎。间断使用西药治疗，效果不佳。

现症：饥饿则胃痛明显，进食能缓解，但稍食又饱胀，且饮食稍有不慎即腹泻，大便偏稀，2次/天，小便可，睡眠可。查体：心下按之不适，舌质稍红，苔腻微黄，脉弦数。

辨证：寒热错杂，胃肠不和，升降失常。

处方：以半夏泻心汤为基础加减。党参15g，白术15g，姜半夏10g，吴茱萸4g，黄连6g，黄芩10g，干姜10g，炙甘草4g，肉豆蔻10g，紫苏梗8g，砂仁5g，海螵蛸15g。

服药5剂后，自诉胃痛明显缓解，效果较好，要求继续中药治疗，巩固疗效，遂以半夏泻心汤为基础方剂随症化裁，治疗1个月，现已痊愈未见复发。

案二：郭某，男，61岁，胃脘部隐痛不适伴食少乏力1年，加重2周。

患者于1年前无明显原因出现胃脘部隐痛不适，喜温喜按，空腹痛甚，得食痛减，神疲乏力，食少纳差，大便稀溏，随在当地医院胃镜检查，提示：慢性萎缩性胃炎，伴轻度肠上皮化生。具体治疗不详，效果不明显，最近2周上症加重，特求中医治疗，今来门诊。

现症：胃脘部隐痛不适，疼痛隐隐，喜温喜按，空腹痛甚，得食痛减，面色萎黄少华，身困乏力，食少纳差，时有泛吐清水，大便偏稀，舌质淡边有齿印，苔白，脉迟缓。

治法：温中健脾，养胃止痛。

处方：半夏泻心汤化裁。炙黄芪20g，党参10g，白术15g，姜半夏10g，佛手10g，砂仁5g，高良姜12g，枳实15g，莱菔子10g。

服药6剂后，复诊时上症明显缓解，制为水泛丸，30g/d，4个月量，各种不适皆消失。嘱其畅情志，节饮食，忌烟酒，禁生冷辛辣，至今未见复发。

案三：张某，女，35 岁，咸阳市民，反复上腹部胀痛不适、胸骨后烧灼痛 2 个月余。

2 个月前因为生气开始出现上腹部胀满不适，胸骨后烧灼痛，尤以进食后为甚，伴食少纳差，身困乏力，时有恶心。后渐感胃脘部隐痛、嗳气、反酸、心烦易怒，自行间断服药，病情时轻时重，近 10 天因饮食不慎，导致上症加重。为求全面治疗，前来门诊。

诊见上腹部胀痛不适、食少纳差、身困乏力、心烦易怒、时有叹息、大便不爽、夜晚眠差、舌质红、苔薄白腻、脉弦数。查形体偏瘦，面色微黄，上腹胃脘部压痛（＋），余未见明显异常。胃镜检查提示：慢性浅表性胃炎，反流性食管炎。辨证为寒热互结，气机不畅，胃失和降。

治法：平调寒热，理气和胃。

处方：以半夏泻心汤化裁。党参 15g，白术 15g，姜半夏 15g，吴茱萸 4g，黄连 6g，枳壳 15g，紫苏梗 8g，豆卷 12g，佛手 10g，佩兰 10g，合欢皮 15g。

服药 6 剂后，复诊时上症明显缓解，共治疗 3 周，各种不适皆消失，嘱舒畅情志，节制饮食，禁忌烟酒，生冷辛辣及肥甘厚味，至今保持健康无病。

按：慢性胃炎是指不同病因引起的胃黏膜的慢性炎症或者萎缩性病变。现已经明确幽门螺杆菌（HP）感染为慢性胃炎的主要病因，但是其他的物理性、化学性及生物性有害因素长期反复作用与个体易感性也是本病的诱因之一。慢性胃炎病情容易反复，难以根治，尤其是慢性萎缩性胃炎，被视为癌前状态，李克光应用半夏泻心汤（半夏、黄芩、干姜、党参、黄连、炙甘草）为主，随症加减。胃脘部疼痛，恶寒喜暖，得温痛减，遇寒加重，上方加高良姜、香附（良附丸）、百合、乌药（百合乌药汤）；胃脘部疼痛，痛处固定，为有瘀血，加蒲黄、五灵脂（失笑散），或者丹参、檀香、砂仁（丹参饮），或者三棱、莪术，或者白芍、甘草（芍药甘草汤）；胃部反酸严重者，加入黄连、吴茱萸（左金丸），或者海螵蛸、煅瓦楞子以制酸止痛；食少纳差者，加入焦三仙或者鸡内金；胃脘部疼痛牵引胁肋，善太息者，加入川楝子、延胡索（金铃子散）、佛手、郁金；舌红者，党参换为太子参，加入麦冬、石斛；胃脘部胀满不适者，加用枳实、厚朴、炒莱菔子、紫苏梗、木香；舌苔腻，脾虚有湿者，加砂仁、白蔻仁、肉豆蔻。李克光认为，根据中医异病同治理论，在治疗慢性胃炎过程中，只要依其临床表现辨证为寒热错杂、胃肠不和、升降失常者，皆可使用半夏泻心汤。

半夏泻心汤出自张仲景的《伤寒论》第149条："伤寒五六日，呕而发热者，柴胡汤证具，而以他药下之，柴胡证仍在者，复与柴胡汤。此虽已下之，不为逆，必蒸蒸而振，却发热汗出而解。若心下满而硬痛者，此为结胸也，大陷胸汤主之。但满而不痛者，此为痞，柴胡不中与之，宜半夏泻心汤。"《金匮要略·呕吐哕下利病脉证治》第10条："呕而肠鸣，心下痞者，半夏泻心汤主之。"所谓"痞"是患者自觉胃脘部有满闷阻塞之感。从仲景立法的病机来看，适用于表热内陷，脾胃气滞，湿邪塞聚所致之痞证，而且也应用于杂病中具有类似病机者。

《伤寒论》对于变证创制出甘草泻心汤、生姜泻心汤。如第157条："伤寒汗出，解之后，胃中不和，心下痞硬，干噫食臭，胁下有水气，腹中雷鸣，下利者，生姜泻心汤主之。"如第158条："伤寒中风，医反下之，其人下利，日数十行，谷不化，腹中雷鸣，心下痞硬而满，干呕，心烦不得安。医见心下痞，谓病不尽，复下之，其痞益甚。此非结热，但以胃中虚，客气上逆，故使硬也。甘草泻心汤主之。"后世运用此方治病的范围则更加广泛，其表现除胃脘部痞塞不通，但满而不疼，按之濡外，尚可有各种不同的表现，如口甜、口糜、口流黏涎、口泛浊气浊味、恶心呕逆、嗳气嘈杂、烦扰不宁、纳呆厌食、胃脘痛或腹痛、腹泄、腹胀、黄疸、身重肢倦、发热、舌苔或黄浊，或滑腻或浊腻等症。半夏泻心汤是治疗中气虚弱，寒热错杂，升降失常而导致胃肠不和的常用方剂，又是体现调和寒热、辛开苦降治法的代表方，临床应用以心下痞满、呕吐泻利、苔腻微黄为辨证要点。现代本方常用于急慢性胃肠炎、慢性结肠炎、慢性肝炎、早期肝硬化等属中气虚弱，寒热互结者。

半夏泻心汤所治之痞满证则是因寒热错杂，或湿热内蕴脾胃，气机郁滞所致。不论是寒热互结，还是湿热内蕴，皆可影响脾胃的功能。脾胃二脏同居于中州，皆为土脏（腑）。但脾属阴，性喜燥而恶湿，其气以升为常；胃属阳，性喜润而恶燥，其气以降为顺。二者一阴一阳，一燥一湿，一升一降，燥湿相济，升降平衡，阴阳协调，共同完成饮食物的消化、吸收和转输，以供给机体所需要的营养物质。如果脾胃功能失常，必导致阴阳平衡失调，升降失常，而产生病理性改变，表现为病理状态。如湿热内蕴，必犯中焦脾胃，正如章虚谷所云："湿土之气同类相召，故湿热之邪始虽外受，终归脾胃。"湿热致病，其病机变化亦必然以脾胃为中心，凡素体中阳偏旺者，湿邪易于化燥而表现为热偏重，病多在胃；素体中阳不足者，则邪从湿化而表现为湿偏重，病多在脾。章氏所谓"人身阳气旺，即随火化而归阳明，阳气虚，即随湿化而归太阴"即是此意。湿热内蕴，其病变亦可弥漫三焦，或波及其他脏腑而产生上述的证候表现。这就是临床上虽然证候表现不一样，而可以用同法同方治病的道理（异病同治）。

（十九）眩晕

车某，76岁，男，反复眩晕7天，加重1天。

7天前无明显原因出现眩晕，反复发作，头重脚轻，1天前上述症状逐渐加重，步态不稳，内心惊怯，不敢独行。头昏眼花，口渴多饮，夜尿频频，溲后寒战，但体温正常，不发热。

既往有高血压、糖尿病病史。

前诊诸医用羚羊钩藤汤、玉女煎之类加减，已服10余剂，症状不减。查其舌绛红少苔，脉浮弦。此乃水不涵木，无风自摇，火不归宅，虚阳上越之眩晕。

治法：滋阴潜阳，引火归原。

处方：白芍15g，旋覆花10g，代赭石30g，生地黄15g，甘草10g，天冬10g，麦冬10g，天花粉30g，知母10g，附片15g（先煎），黄芩10g，黄连5g，怀牛膝10g。

服5剂后症状大减，法不更方，加减再进20剂，眩晕症状已除，步履平稳，健步如常。

（二十）湿温

吕某，女，19岁，某医学院学生，发热、头昏、胸闷2天，1957年7月就诊。

2天前，患者因发热、头昏、胸闷急诊入住传染病室，经确诊为伤寒病。住院治疗1周后病情稍有缓解，但每日午后仍有低热，体温在37～38℃，患者头昏，嗜睡，不思饮食，且偶有神识不清，时发谵语现象，故于8月7日特邀中医科会诊。

李克光于当日午后3时去传染病室，见患者昏睡未醒，身体微热，有汗，面色淡黄，唤醒患者后见其舌苔厚腻，白黄相间，切诊脉象濡细微数。结合此患者发病季节正值夏秋之交，故判断此病应属于中医学湿温病范畴，且可确认其病为湿重热轻。虽有湿热酿痰，蒙蔽清窍，以致昏睡、谵语，但从身热不扬、舌腻、脉濡加以分辨，可知其病机仍在中焦气分，而非温病逆传心包之重症。

治疗此类湿重于热之湿温病，必须除湿而热方退，切勿过用苦寒泄热，再伤阳气，宜以芳香化湿、淡渗利湿之法为主，佐以清热涤痰，使湿热分消，其病自愈。

处方：藿香 10g，厚朴 15g，白豆蔻 10g，石菖蒲 10g，郁金 10g，茯苓 15g，薏苡仁 15g，滑石 10g，鲜芦根 30g，黄连 6g，竹茹 15g。2 剂。

二诊：1957 年 8 月 3 日，患者服中药 2 日后，出汗稍多，小便量亦增多，大便微溏，发热渐退，头昏、胸闷症状减轻，神识清楚，未再有谵语现象，能进半流质饮食。但仍感身重，思睡，舌面仍有黄白腻苔，脉象濡缓。是病热象先退，但湿邪仍然留恋未尽，当再按前法用药。

处方：藿香 10g，厚朴 15g，陈皮 10g，白豆蔻 10g，石菖蒲 10g，郁金 10g，茯苓 15g，豆卷 20g，连翘 15g，鲜芦根 30g，薏苡仁 15g。6 剂。

三诊：1957 年 8 月 10 日。患者连续服上方 1 周后，病情明显好转，已能下床行走，体温、食欲、二便均属正常，身体已不觉重滞，面色亦显明润。舌苔薄白，脉象和缓，是病情已经痊愈。嘱再用下方调养 1 周，即可停服中药。

处方：北沙参 15g，茯苓 15g，白术 10g，陈皮 10g，生谷芽 20g，白扁豆 15g，薏苡仁 15g，豆卷 20g，鲜石斛 15g，甘草 5g。服 7 剂。

按：经过此一伤寒病例会诊，使李克光回忆起 1940 ～ 1950 年，他随先君斯炽公在家门诊，每年夏秋季节，所见到的湿温患者为数不少，斯炽公常说成都地处盆地中心，湿气最盛，并不亚于江南地区，故夏秋热病及疟、痢诸疾，每多兼夹湿邪。江南名医叶天士、薛生白、吴鞠通、王孟英之书，皆应细读深思，然后用于临床，自可收到良效，且可避免湿热久羁，病情缠绵难愈。然自 1949 年以后，由于贯彻国家以预防为主的卫生方针，急性传染病已大为减少。近几年来，李克光在医院传染病室会诊，已很少见到伤寒病例，故由诊治此一病例，联想到其父昔日的谆谆教诲，不免感慨良多，故特作记录，以志不忘。

（二十一）呃逆

陈某，女，48岁，温江和盛乡农民，呃逆3小时。

3小时前，患者于当天晚饭后因家庭纠纷，发生争吵，随即出现呃逆症状，声短而频，且声音宏亮，经久不息，其家人见此异状，甚为惊骇，故急将患者送来急诊。诊视患者面红气粗，喉间呃呃声响连作，舌红苔黄，脉象弦数，但体温正常，并不发热，何来如此急剧内热上冲症状？从患者发病情况分析，想到脏燥病。

《金匮要略·妇人杂病脉证并治》说："妇人脏燥，喜悲伤欲哭，象如神灵所作，数欠伸，甘麦大枣汤主之。"经方甘麦大枣汤药只三味，补脾养心，缓急止燥，确为治疗脏燥之良方，唯此一病例，是以呃逆为主症，而《金匮要略·呕吐哕下利病脉证治》中，尚有呃逆实证可用下法的论述，如"哕而腹满，视其前后，知何部不利，利之即愈"，后世医家有认为可用调胃承气汤（如朱肱《活人书》）。况且经方治疗实热呕吐，早有大黄甘草汤的名方。此病例呃逆急症诱发原因，系由怒气伤肝，引动肝火上逆，以致胃失和降而成。正如《素问·至真要大论》所说："诸逆冲上，皆属于火。"故其治法当以平肝降逆、和胃泄热为主。

处方：草决明30g，白芍15g，代赭石15g，枳实15g，厚朴15g，大黄10g，甘草5g。1剂。嘱咐患者家属药煎好后，可不拘次数，频频饮用。明日下午再来复诊。

二诊：次日午后3时，患者由家属陪同，再来门诊，自述回家服药2次后，将近夜半即大便一次，呃逆随即减轻。将至天明时再排溏便一次，呃逆停止，并能安睡。早晨起床后能进粥食，亦未再发呃逆。仍继续将昨日中药服完，白天曾解溏便两次，小便正常，情绪安定，身体别无不适。诊其色脉亦无病态，因劝慰患者安心调养，不要生气，可保呃逆不致再发。再服以下处方，疏肝理气，调养心脾。

处方：柴胡10g，制香附10g，枳壳10g，厚朴10g，陈皮10g，浮小麦15g，甘草5g，大枣2枚，白芍10g。2剂。

患者服以上处方（柴胡疏肝汤合甘麦大枣汤加减），2日后病愈停药。

（二十二）柔痉

张某，男，36岁，和盛乡农民，1966年4月4日凌晨因发热、怕冷1天初诊。

1天前傍晚，患者自田间劳动后回家，即感身体不适，怕冷，随即发热，肢体疼痛，晚饭时略感厌油，自己觉得是感冒，晚间服葱白生姜汤，加盖厚棉被发汗，至半夜已出汗较多，但仍怯冷，肌肤发热，自觉肢体疼痛加重，尤以项肩部位强痛明显，有俯仰不得自如之感。除此之外，自觉腹中别无所苦，大小便亦未见异常。

诊得患者脉象弦缓，面色略显潮红，舌质微红，舌苔薄白。综观患者脉症，身热不扬，腹无所苦，其主证当为太阳表证而兼有"项脊强，几几然"之柔痉。故其治法仍当用桂枝汤调和营卫以解表邪，加用天花粉滋润经脉以解痉象。

处方：天花粉30g，桂枝10g，白芍15g，甘草10g，生姜15g，大枣15g。2剂。

二诊：1966年4月5日，患者两日来已服完中药2剂，服药后继续出汗，寒热症状逐日消退，头身疼痛、肩项强痛现象也消失，仅肢体略感疲软乏力；饮食、二便均已正常，色脉亦无异状。外感病已初愈，可再服下方2剂调理，然后停药。

处方：天花粉20g，玉竹参20g，黄芪20g，白术10g，防风15g，甘草5g。患者服以上中药2剂后病愈，照常参加劳动。

按：太阳痉病，有刚痉、柔痉之分，中医典籍早有记载。仲景《金匮要略·痉湿暍病脉证》："太阳病，发热无汗，反恶寒者，名曰刚痉。""太阳病，发热汗出，而不恶寒，名曰柔痉。""太阳病，其证备，身体强，几几然，脉反沉迟，此为痉，栝楼桂枝汤主之。""太阳病，无汗而小便反少，气上冲胸，口噤不得语，欲作刚痉，葛根汤主之。"

细读以上经文，可知由外感风寒所致的太阳表证，有时也可能出现"口噤不得语"和"项背强，几几然"的痉病现象。根据患者有汗和无汗分为柔痉和刚痉，并提出治疗方剂，柔痉用栝楼桂枝汤，刚痉用葛根汤。因其病位主要在太阳之表，故皆用桂枝汤调和营卫以祛表邪，柔痉用桂枝汤加天花粉柔调经脉，刚痉则用桂枝汤加葛根、麻黄以透表舒筋。此二方皆已成为后世经方医家临床常用的方剂。

（二十三）薏苡附子败酱散合排脓散治疗慢性肝脓肿

胡某，男，30 岁，干部。1967 年 9 月 2 日初诊。

主诉：右胁下不适 2 月余，加重 10 天。2 个月前感右胁下有轻微不适，时有隐痛，因自觉平日身体健壮，且眠食正常，别无所苦，加以工作较忙，一直未求医诊治。10 天前，自己发现右胁下有一肿块，约二指大，用手触按有明显压痛，因恐腹内有肿瘤故来诊。

经切诊患者腹部，右胁下确有二指大肿块，稍加按压即感疼痛，腹部皮温并无热感。为了明确诊断，特意介绍患者到成都中西医结合医院（成都市第一人民医院）请外科专家给患者做进一步检查。经该院医生仔细诊视，并查验血象，确诊其病为慢性肝脓肿，并告知患者，目前暂可不考虑外科手术治疗，先用中医药排脓消肿。因此，患者于 9 月 4 日再次找李克光诊治。患者行动自如，面色明润，除胁下肿块明显外，饮食、二便、体温均属正常，舌质淡红，舌苔薄白，脉象略显滑数。

综观脉症，患者虽经医院确诊为慢性肝脓肿，但与一般热毒郁积、化腐成脓之内痈证显然有别，内结痈脓而外证不显寒热，且全身情况良好，这在以往李克光治疗过的内痈病例中也曾见到过。曾有一位慢性阑尾炎患者，表现为阳虚兼有寒湿，经用温阳燥湿排脓方法而取得疗效，经方薏苡附子败酱散正是适用于此类慢性内痈的代表方剂。

处方：薏苡仁 30g，制附片 15g，败酱草 30g，枳实 15g，赤芍 20g，桔梗 15g，甘草 10g。3 剂。

煎服法：每剂中药煎取 900mL，每次服药 150mL，每天服药 3 次，两天服完 1 剂。

1967 年 9 月 11 日三诊：患者服薏苡附子败酱散合排脓散汤剂处方已经 6 日，病情稳定，无不良反应，唯觉小便次数及尿量明显增多，胁下肿块用手触按稍觉柔软。诊其脉象仍略显滑数，舌苔薄白。仍按阴证痈疡论治，再用前方加黄芪、当归补益气血，托里透脓。

处方：薏苡仁 30g，制附片 15g，败酱草 30g，枳实 15g，赤芍 20g，桔梗 15g，甘草 10g，黄芪 30g，当归 15g。服 6 剂（煎服法同前）。

1967 年 9 月 23 日四诊：患者连续服用上次处方，近日来自觉右胁下肿块明显缩小变软，用手触按已不觉疼痛，睡眠、饮食、二便均属正常。舌苔、脉象亦无异状，气色明润，不显病容，嘱咐患者再用以下处方，缓服 2 周，于下月中旬再去成都市第一人民医院复诊。

处方：薏苡仁 20g，败酱草 20g，柴胡 15g，白芍 15g，当归 10g，茯苓 15g，白术 10g，甘草 6g，枳壳 15g，桔梗 15g。6 剂。

患者于 10 月中旬去成都市第一人民医院外科复诊，并经化验检查，肝功能正常，腹中已无肿块，确认慢性肝胀肿已痊愈。经随访数年，未见复发。

（二十四）除湿清热、滋养肝肾法治疗痿证

吕某，男，41 岁，西昌市干部，1967 年 6 月 2 日初诊。

主诉：头昏目眩，手足软弱无力 10 余天。患者于半个月前由邛海边冒雨回家，即患感冒发热，经当地中医师用辛温解表方桂枝加葛根汤治疗，数日后，感冒症状消失，但因出汗较多，感觉精神不佳、头昏、身重，且逐渐发现手足软弱无力，甚至行走困难。去地区医院神经科检查，初步诊断为多发性周围神经炎。患者于 6 月初由家人护送来成都亲戚家，并请李克光前往诊病。诊得患者面色略显晦暗，神识清楚，自觉头昏目眩，手足软弱无力，尤以下肢显著。完全不知痛痒，口干但不思饮，病后饮食减少，大便时有秘结，小便量少色黄，舌质红，苔黄腻，脉象濡数。

综合患者脉症及发病情况分析，其病源于外感之后，风寒虽解，湿邪未去，且湿郁化热，以致气血运行不畅，筋脉失养而成痿证。故其治法当先除湿清热，以去致病之因，然后再议调补。

处方：炒黄柏 15g，苍术 15g，薏苡仁 20g，牛膝 15g，萆薢 15g，防己 15g，木瓜 15g，茯苓 15g，桑枝 30g，赤芍 15g。3 剂。

二诊：1967 年 6 月 7 日。患者服药后，头目昏眩减轻，小便明显增多，舌面腻，苔减少，饮食略有增加，口中不觉干燥，但四肢软弱无力未有改善。诊其脉象细数，舌质鲜红，已显阴虚之象，因虑其湿热邪气未尽，故仍以清化湿热为主，加用滋补肝肾之品。

处方：炒黄柏 15g，苍术 10g，薏苡仁 20g，牛膝 15g，生地黄 15g，山茱萸

15g，山药 15g，茯苓 15g，泽泻 10g，牡丹皮 10g，知母 15g。6 剂。

　　三诊：1967 年 6 月 15 日。患者继续服上方 6 剂，自觉眠食均佳，二便正常，上肢软弱现象已有所减轻，但下肢仍然软弱无力，不能站立。诊其脉象细数，舌红苔少，上次处方清热除湿、滋补肝肾，两面兼顾已见效果，仍按前法缓缓调治。

　　处方：薏苡仁 15g，萆薢 15g，牛膝 15g，木瓜 15g，炒黄柏 15g，生地黄 15g，山茱萸 15g，山药 15g，茯苓 15g，牡丹皮 10g，泽泻 10g，知母 15g。10 剂。

　　四诊：1967 年 6 月 28 日。患者于 2 周内已服上方 10 剂，病情逐日好转，四肢活动逐渐恢复，已能下床扶杖步行，睡眠、食欲、二便均已正常，舌脉亦不显病态，是病已向愈。嘱再用下方，配合食疗，调养半个月，可以返回西昌。

　　处方：知母 15g，炒黄柏 10g，生地黄 15g，山茱萸 15g，山药 15g，茯苓 10g，牡丹皮 12g，泽泻 10g，秦当归 15g，白芍 15g。10 剂。

　　食疗方：薏苡仁 20g，百合 20g，黄豆 20g，红豆 20g，加粳米 40g，煮成稀粥，每日早晚服粥一至两小碗，连服 1 个月。

　　患者于 7 月上旬病愈返回西昌，随即恢复工作，痿证一直未再复发。

　　按：痿证病名始见于《内经》，其病以四肢痿弱无力，甚至手不能握、足不能步为主症。《素问·痿论》对痿证的病因病机论述颇详，指出痿证病位虽在四肢，但与五脏六腑皆有密切关联，并阐述了"治痿独取阳明"的医理："阳明者，五脏六腑之海，主润宗筋，宗筋主束骨而利机关也。冲脉者，经脉之海也，主渗灌溪谷，与阳明会于宗筋，阳明摠宗筋之会，会于气街，而阳明为之长，皆属于带脉，而络于督脉，故阳明虚则宗筋纵，带脉不行，故足痿不用也。"又《素问·生气通天论》说："因于湿，首如裹，湿热不攘，大筋软短，小筋弛长，软短为拘，弛长为痿。"细读《内经》经文，可知湿热郁阻可致筋脉弛纵，而成痿证。其病机则责之于阳明虚，宗筋弛，带脉不引，以致肢体痿弱。后世医家诊治痿证除遵照《内经》理法外，对于治法方药亦有所发挥，如朱丹溪、薛立斋、张景岳等名家皆较为重视下焦肝肾虚弱，主张用肾气丸、虎潜丹、金刚丸等补益肝肾之剂，对痿证的辨证论治有了发展和创新。

　　民国时期，成都名医刘明叔先生撰写《素问痿证释难》一书，阐述痿证病因病机不仅有湿热，亦有阳虚之体感受寒湿，而成痿躄之病，书中盛赞附子治疗寒湿痿躄之功，颇具卓识，且可使中医学对痿证的辨证论治更臻完善。笔者在《学医笔记》中，曾经记述用温阳散寒除湿之法，治愈寒湿痿躄病例。然综观痿证患者，如起源于热病之后者，其转归大多为里热伤阴，以致筋脉弛纵而成痿证，而属于阳虚寒湿痿躄者则较为少见。本案即用化湿清热、滋养肝肾法治愈痿证一例。

（二十五）淋证

何某，男，35 岁，旺苍县干部，1969 年 3 月 6 日初诊。

患者自述昨夜饮白酒半斤左右，今晨起床即感小便不利，淋沥涩痛，且尿色黄赤，肉眼可知尿中有血，故一早来请李教授急诊。诊得患者面色红润，身体壮实，舌红苔黄，脉象滑数，除小便热、赤、涩、痛外，内脏别无所苦。此病正如《金匮要略·五脏风寒积聚病脉证并治》中所载："热在下焦者，则尿血，亦令淋秘不通。"其病机应是热邪蕴结下焦，以致膀胱气化失常，故小便灼热刺痛；热邪伤络，迫血妄行，故小便黄赤，尿中带血。治疗此类淋证，《金匮要略》蒲灰散、滑石白鱼散等方，药味虽然简单，但用以清热利尿、凉血止血，疗效甚为显著。

处方：蒲黄 15g，滑石 15g，血余炭 10g，白茅根 30g，车前草 30g，甘草梢 10g。2 剂。

二诊：1969 年 3 月 8 日。患者服完上方 2 剂后，小便增多，已无涩痛症状，但小便颜色仍然浑黄，舌红少苔，脉象滑数，淋证虽已消失，余热尚未尽去，再用下方继续调治。

处方：蒲黄 10g，滑石 10g，白茅根 30g，车前草 30g，知母 15g，炒黄柏 10g，甘草梢 10g。3 剂。

李克光因当日即离开旺苍县城，故嘱咐患者服药 3 日后，如病已痊愈即可停药，但宜戒烟酒及辛辣炙煿食物，以免热淋复发。

按： 淋证是以小便频数短涩、淋沥不爽、尿道刺痛为主症的疾病。《金匮要略·消渴小便不利淋病脉证并治》对于本病的症状和治法已有简明的论述。隋·巢元方《诸病源候论》更将淋证细分为石淋、劳淋、气淋、血淋、膏淋、寒淋、热淋等多种证候类型，这对于后世诊治淋证具有重要的指导意义。李克光根据《金匮要略》及《诸病源候论》的论述，结合临床实践，认为淋证凡发病急剧而有血尿者，以热淋最为常见，而临床常用治淋古方以清热凉血为法，确能取得良好效果。

二、医话

（一）夜走卢家桥

1969 年 3 月 12 日中午，李克光和 1970 级的小刘同学，由郭家坝区公所出发，翻山越岭，步行约 20km 去福庆公社，公社干部安排他和小刘、小庄两位同学同住二楼一间小屋。晚饭后正欲就寝，突然有 4 位年轻人手提马灯到公社来请医疗队医生去卢家桥出诊，患者是年逾七旬、当地颇有名气的卢老医师，4 位年轻人是卢老医师的学生。他们听说成都中医学院医疗队来到山区，故特来邀请出诊，并表示如果夜间山路不好走，他们可以用担架抬。公社干部因医疗队刚刚到达，明日一早要到公社医院开展医疗、教学工作，特来征求意见，是否同意夜间出诊？小庄同学认为山间有黑熊出没，夜间不安全，最好不去出诊。李克光则说：第一天来请医疗队就考虑不安全，不敢去出诊，怎么能说得上救死扶伤呢？另外，4 位青年医生对老师的一片诚心也使李克光深受感动，他表示同意出诊。小刘同学也愿意一起出诊。他们一行六人夜走卢家桥，终于在夜间零点到达虞家大院。李克光和小刘稍坐片刻即去病床前诊视患者，但见卢老医师斜倚病床，白发苍苍，形容憔悴，闭目昏睡，喉间痰鸣，皮肤灼热有汗，经测试腋下体温为 38.2℃。

卢老的儿子叙述其父的发病过程及服药情况：卢老于元宵节后，感受风寒，初病时恶寒、发热、头昏身痛，自己觉得是年老体弱，按阳虚外感治疗。曾连服补中益气汤数日，恶寒、身痛症状减轻，但虽经出汗而身热未退，且感四肢无力，咳嗽痰多，不思饮食。仍以补中益气汤加二陈汤，服药 2 剂后，病情逐日加重，以致近日神识昏蒙，呼吸气粗，咳痰黄稠，小便量少，大便秘结，舌黄。李克光细审脉象，濡细而数，根据患者家属提供的发病情况及服药演变，结合发病季节加以分析，此病初起应是温邪犯肺，当按风温治疗，投以辛凉解表，稍加清肺化痰，即可治愈。但因顾虑正气虚弱，重用温补之剂，易致邪气留恋，深入肺胃，热邪酿痰，蒙蔽清窍，致使神识不清，喉间痰鸣，呼吸不利。若论目前急救，当用生脉散合白虎汤加瓜蒌皮、浙贝母、郁金，以清化热痰，佐甘凉之剂以存津液，或可挽救垂危。

处方：泡沙参15g，麦冬15g，知母15g，生石膏30g，瓜蒌皮15g，浙贝母15g，郁金15g，甘草6g，鲜芦根50g。

药煎成后，将患者唤醒，扶坐床上，缓缓将汤药送入口中，患者并未出现呕吐、恶心现象，大约一刻钟服完一小碗药液（约100mL），随即让患者倚枕休息。经半小时后，患者咳嗽数声，吐出黄色稠痰数口，喉间痰鸣声音渐渐减小，之后患者安静入睡。直至拂晓前，患者小便一次，量少色黄，再给患者服药一次，发现吞咽已较顺利。服药后虽时有咳嗽，吐稠痰，但呼吸较为平匀，喉间已无痰鸣。清晨6时许，测患者体温为37.5℃，切其脉象亦较昨晚稍显滑数，患者已能张口配合舌诊，见其口唇干裂，舌红，舌苔黄燥。

综观病情，危象已有缓解，但热痰尚盛，气液已伤，昨夜方药可以续用，每隔3小时服药一次。李克光和小刘因忙于赶回公社医院，参加首次门诊任务，故暂时告别病家，约定门诊完毕后，下午3时再来卢家桥复诊。

二诊：1969年3月13日。午后3时，李克光和小罗、小王两位女同学一同前往卢家桥出诊。卢老的家人和四位门生皆喜形于色，都觉得卢老的病已大有转机，早上8时许神识清醒，口渴思饮，并解大便一次。中午已有饥饿感觉，饮食一小碗青菜稀粥，小便量亦增多，但时有咳嗽，稠痰尚多，自觉咳嗽时牵引胸胁疼痛，体温37℃，舌红苔黄，脉象细数。病属肺热未尽，气液已伤，应继续清肺化痰、滋养胃气，处方用麦门冬汤合叶氏养胃方加减。

处方：泡沙参15g，麦冬15g，知母15g，桔梗10g，枳壳10g，杏仁10g，瓜蒌皮10g，鲜石斛15g，玉竹参15g，甘草6g，鲜芦根30g。3剂。

三诊：1969年3月16日。患者服上方3日后，咳嗽减轻，稠痰减少，呼吸平匀，胸胁已不觉疼痛，食欲日渐恢复，二便正常，舌质淡红，舌苔薄白，脉象略显细弱，自觉精神不佳，肢体软弱。此皆大病之后，体力未充之故，只需注意调养，自可逐日康复。处方用药仍以清养为主。

处方：泡沙参15g，麦冬15g，桔梗10g，枳壳10g，知母10g，百合15g，玉竹参15g，鲜石斛15g，生谷芽15g，甘草6g。7剂。

患者自3月16日至月底，连续服以上处方10剂，身体逐渐平复，已能下床行走，饮食、睡眠、二便均已正常，是病已痊愈，可以停药。

按： 通过诊治卢老医生这一病例，了解到当时广旺山区的中医学习的书籍主要是明代的《寿世保元》。清代诊治温热病的著作如《温热经纬》《温病条辨》《伤寒瘟疫条辨》等书，他们都没有见到过。所以听李克光讲卢老的病是"风湿"，同时看到其所用的方药，也感到很新奇。可惜李克光到山区巡回医疗时随身带的医书不多，只将一本《温病方歌括》送与卢老师的学生张志中（福庆公社赤脚医生）供他临证参阅。

巡回医疗队于6月中旬完成任务，离开福庆公社返回旺苍，年逾七旬的卢老医生听说成都缺乏中药"杜仲"时，特意砍倒大院门外树林中的一株杜仲树，将树皮晒干后收束成捆，命他的门生张志中给李克光送来。他们师徒的深情厚谊，使李克光却之不恭，只好表示谢忱。此时1970级实习同学陈德痴自告奋勇，愿意用背篓装上杜仲替李克光背回成都。通过这些小故事，可见"人间自有真情在"。

（二）夜宿陈家庄

1969年4月2日，午后2时许，在当地赤脚医生张志中陪同下，李克光和小刘步行十余里山间小道，去陈家庄出诊。下午4时左右到达陈家。庄户依山傍水，地势开阔，陈家夫妇二人，年近五旬，膝下两女一子，小儿子陈义，今年14岁。于6天前发病，初起流涕、咳嗽，以后轻微伤风，未加注意，从第3日起发热加剧，面部颈部出现疹点，经张志中医生诊视确定为麻疹。当即用中药麻杏石甘汤加升麻、葛根，以后疹点陆续出现，但已经3天高热持续不退，咳嗽、声嘶、喉间痰鸣，昨夜及今日均时有神昏、谵语。面赤气粗，烦渴思饮，舌红苔燥，六脉滑数有力，小便量少色黄，大便数日未解。视其肌肤疹色红赤，不显晦暗。诊视已毕，李克光告诉张志中医生，一般麻疹初期，只需辛凉透解，所用方药如麻杏石甘汤加升麻、葛根，亦具透解之功，颇能切合病情。但如出疹之后，高热不退，咳嗽声嘶，气息喘促，甚至神昏、谵语者，便是热毒内攻，里热炽盛。此时麻疹不足为虑，当慎防伴发肺炎。成都儿科名医如谢子鹤、谢铨镕等老专家皆以善治小儿麻疹伴发肺炎闻名，二位老师均擅长运用三黄石膏汤，关键问题在于审证确切，用药适时。此一病例，在出疹之日，所现脉证皆为阳证阳脉，辛凉清解已嫌药力轻微，此时急当重用辛寒苦寒、泄热解毒之剂，即可控制热毒内攻，否则病重药轻，难于控制病情演变。据此治疗原则，暂拟一方，以冀挽回。

处方：麻黄 10g，杏仁 10g，生石膏 30g，甘草 10g，升麻 10g，知母 15g，连翘 15g，黄芩 15g，黄连 10g，生大黄 10g。

上方药剂，煎成 600mL，每次服药 100mL，每隔 1 小时即喂药一次。如觉药味太苦，可于饮用时加白砂糖少许调服，以免患者发生呕吐。此次方剂组成，实已包括白虎汤、三黄石膏汤在内，具退热解毒功效，当不逊于古方凉膈散，用以治疗肺胃实热之证，常能收到良好效果。

患儿于午后 5 时许开始服药，至晚间 7 时半，已服药 3 次，未见发生呕逆现象，傍晚 6 时许，曾发生阵咳，吐出稠痰数口，并小便一次，尿色深黄，量亦不多。晚上 8 时许，患儿口干思饮，再喂药一次，并喝下半小碗白开水，此时已可闻患儿腹内肠鸣，并转矢气。9 时许，患儿服药后即解大便一次，自觉腹中轻快，随即安然入睡。

张志中医生家就在附近，见患儿已能安睡，且肌肤热势亦有所减退，遂和陈氏夫妇一起安排好李克光和小刘的住处，便告别回家，同时约定明日清晨再来接班看护患者。陈氏夫妇安排李克光和小刘同住，当看到床面的铺设时李克光大吃一惊，被盖、床单、床枕全是崭新的绣花红缎，这是夫妇俩结婚时的纪念品，平时从未用过，这次用来接待医生，李克光深感过意不去。稍事休息，陈氏夫妇来唤两人起床用餐，当时已是夜间 12 时，桌上摆满了丰盛的饭菜，李克光再三推却无果，只能接受夫妇的好意。饭后回到床上，李克光心潮澎湃，久久未能入眠，农民兄弟的淳朴和热情怎不令让人感慨万千。

4 月 3 日清晨，张医生一早就来到陈家，和李克光一起看视患儿，小陈也刚好睡醒，测试患儿体温已降至 37.5℃，时有咳嗽，但呼吸平稳，小便量增多，尿色仍黄。麻疹色泽红润，舌红苔黄，脉象仍显滑数，昨日方药已有效果，李克光写下第二张处方，嘱张医生将药配好，于今日上午继续服用，每隔 2 小时服药一次。

处方：金银花 15g，连翘 15g，知母 15g，黄芩 15g，黄连 6g，玄参 15g，麦冬 15g，桔梗 10g，薄荷 10g，甘草 6g，鲜芦根 30g，

李克光嘱咐张医生留下观察病情变化，如病情续有好转，本方可以连服 2 日，然后向主人告别，在朝霞映照之下，徐步返回公社医院。

4 月 5 日，午后 2 时许，李克光应张医生之约再去陈家庄出诊。此时患儿体温已经复常，麻疹亦逐渐消退，已能进清淡饮食，二便通利，仅有轻微咳嗽，时觉口鼻干燥，咽喉不适。此乃热病之后，津液未复之故，只需养胃生津，数日可望康复，再次处方以善其后。

处方：泡沙参 15g，麦冬 15g，知母 10g，石斛 10g，玄参 10g，桔梗 10g，薄荷 10g，金银花 10g，连翘 10g，甘草 6g。以上处方，1 周之内，可以连服 6 剂，如麻疹消散，咳嗽已愈，即可停药。

（三）关于历节

历节以诸关节疼痛、肿大变形，以致僵硬不得屈伸为特征，多因肝肾亏虚，浊物留聚，复感外邪而发病，常可伴见发热、肢体消瘦等全身症状。

1. 关于病名沿革

历节之名，《内经》未见记述，《神农本草经》有"味苦、平、主风湿痹，历节痛"（"薇衔"条）、"味辛、温，主大风，寒湿痹，沥节痛"（"天雄"条）、"味苦温，主风寒湿痹，疬节痛"（"蔓椒"条）的记载。注：历、沥、疬三字，皆遍历之意。故可认为《神农本草经》是记载历节的最早文献，唯《神农本草经》对其病因病机未作解释。汉代张仲景《金匮要略·中风历节病脉证并治》中对历节的论述较详，如论述历节发生发展过程，《金匮要略》总是把肝肾筋骨之虚弱置于前，而外邪之入侵置于后。如有"寸口脉沉而弱，沉即主骨，弱即主筋，沉即为肾，弱即为肝，汗出入水中，如水伤心，历节黄汗出""盛人脉涩小，短气自汗出，历节痛不可屈伸，此皆饮酒汗出当风所致""少阴脉浮而弱，弱则血不足，浮则为风，风血相搏，即疼痛如掣""味酸则伤筋，筋伤则缓，名曰泄，咸则伤骨，骨伤则痿，名曰枯，枯泄相搏，名曰断泄，营气不通，卫不独行，营卫俱微，三焦无所御，四属断绝，身体羸瘦，独足肿大，黄汗出，胫冷，假令发热，便为历节也"。仲景把历节的病程分为内伤与外感两个阶段，而病程具有如此的阶段性，正是历节与一般痹证的重要区别之一。《金匮要略》还记载了治疗不同类型历节的方剂和药物。如风湿俱盛又兼郁热，因而出现"诸肢节疼痛身体尪羸，脚肿如脱，头眩短气，温温欲吐"，以桂枝芍药知母汤主之；寒邪偏盛，"不可屈伸疼痛者"，用乌头汤。由此可见，张仲景对历节发生发展的机制已有相当认识，故能使理法方药诸环节一气贯通，所以后世医家多以《金匮要略》为研究历节的重要典籍。

继《金匮要略》之后，《中藏经》亦认为肾气损伤是促使该病发生的重要因素，认为本病"因醉犯房而得之"，并确认历节与诸风疾病、足气等不是同一疾病，《中藏经·论足弱状候》："人之病足气，其状类诸风、历节、偏枯、痈肿。"所谓"类"，意即"非是"。

隋·巢元方对历节证候的描述与《金匮要略》相仿，对其病理机制的认识亦相似，《诸病源候论·历节风候》："血气虚受风邪而得之""由饮酒腠理开，汗出当风所致也"。对症状与病机之间的必然联系，《诸病源候论》则较《金匮要略》更为细致、深入，说："风历关节，与血气相搏交攻，故疼痛，血气虚则汗也，风冷搏于筋则不可屈伸。"唐代孙思邈在《备急千金要方·卷八治诸风方·贼风第三》中说，"历节风着人，久不治者，令人骨节蹉跌"，不仅指出了历节有病程长的特点，而且还非常形象地描述了历节患者关节改变的形状。所谓"蹉跌"，即病变关节肿大、参差变形的状态，比《金匮要略》和《诸病源候论》的描述更为准确、贴切，这说明孙氏对本病曾做过相当细致的观察和检测。在同一卷中，孙氏补充了历节的病因之一，"热毒"，此乃前人之所未逮，且立方犀角汤，以犀角（羚羊角）、黄芩、栀子、大黄、升麻、射干、前胡，"治热毒流入四肢，历节肿痛"。在治疗方面，孙氏除用汤剂外，还运用了松膏、松节油、松叶酒、松膏酒等多种剂型，并有"于痛处灸三七壮佳"的记载。

唐代王焘在《外台秘要·卷十三·白虎方》中引《近效》谓："白虎病者，大都是风寒暑湿之毒，因虚所致，将摄失理，受此风邪。"书中首创"白虎"病名："其疾昼静而夜发，发即彻髓，酸疼不歇，其痛如白虎之啮，故名曰白虎之病也。"在治疗方面，《外台秘要》载方5首，其中有"取三年酽醋五升，热煎三五沸，切葱白三二升，煮一沸许，即爪篱漉出，布帛热裹，当病上熨之，以瘥为度"之热熨法一首，盖王氏对当时民间验方之收录。

可以看出，在汉唐时期，对于历节病因病机、临床表现等的认识已相当深刻，治法方药亦有规模可循，这为后世医家进一步认识、治疗本病打下了基础。

随着医疗实践的发展，宋、元、明、清各代医家对历节各方面的认识又较前人有所进步，表现在以下几个方面：

（1）对历节病因病机的认识更加全面、深入　一般医家都较清楚地论述了历节的发生发展既非单纯的内伤所致，亦非单纯的外邪入侵，而是两种因素相互作用的结果。如严用和《济生方》谓"白虎历节病者，世有体虚之人将理失宜，受风寒湿毒之气"而成。《医学入门》说："虽内因七情六欲，亦必略感外邪而后发动。"《四圣心源·卷七·历节根源》中谓："其病成则内因于主气，其病作则因于客邪……虽原于客邪之侵凌，实由于主气之感召"，进一步指出了历节的"成""作"两个阶段、两种因素所起的作用是不同的。《丹溪心法》论该病云："大率有痰、风热、风湿、血虚""若肢节肿痛，脉涩数者，此是瘀血""手足麻者属气虚，手足木者有痰湿、死血"。除风、寒、湿、热等邪气之外，朱氏还认为人体自身的病理产物"痰湿""瘀血""死血"等亦可成为历节的病因，从而开阔了人们认识历节病因之眼界。

（2）对历节临床表现的描述更准确，更具特异性　如《普济方·卷一一二·历节风》有"手指挛曲"；《金匮玉函要略述义·中风历节》释"魁羸"之"魁"为"疼痛之处、盘结魂磊也"等记载。对疼痛部位，《医学入门》有"骨节痛"、《赤水玄珠·卷十二·痹门·东垣活血散痛汤》有"骨头里疼"的记载等，都对历节症状有一定特异性的描述，这就使人更易于把历节与其他疾病如一般痹证等区分开来。

（3）对历节的辨证分型更为合理　如《济生方》将历节分为风、寒、湿三大类型，以痛如掣者为寒多、肿满如脱者为湿多、汗出者为风多，把历节的几个主要症状作为辨证分型的依据，执简驭繁，是相当科学的。故后世医家多以此为历节分型的依据。

（4）治疗方法更加丰富多彩而有效　如《太平圣惠方·卷二二》《普济方·卷一一二·历节风》及《圣济总录》等书，俱载方数十首，汤、膏、丸、散、酒、针、灸、按摩等皆有应用，并记载不少单、验方。在治法上，《格致余论·痛风论》指出："以辛热之剂流散寒湿，开发腠理，其血得行，与气相和，其病自安。"对于病机虽复杂，但感邪发病时以风寒湿总为其大要之历节来说，强调以辛热药物为主，以除湿、散寒、祛风为常法，实是提纲挈领之法则。

综观上述，可知前人对历节的认识，已经是既有深度又有广度了。在一些细节问题上，各家论述虽互不等同，但就其病理机制是内外合邪，主要症状是骨节肿大变形、疼痛，治法是祛风、除湿、散寒、清热等方面来看，则各家基本上一致。前人研究历节的成果中，这些经验是可取的，值得进一步发扬、提高。

2. 关于历节病的病程

历节的全部疾病过程，可分为发生与发展两个阶段。

（1）历节的发生　历节的发生是肝肾筋骨从生理向病理状态转化的结果，故要认识其发生机制，须先了解肝肾与筋骨的生理活动。肝主筋，肾主骨，肝肾对筋骨的充养，不仅依靠津、气、血的滋润充填，还必须依靠肝阳气对精微物质的温散、敷布。在肝肾阳气的温煦、推运下，肝肾所藏的精、津、气、血布散于筋骨之中，从而发挥其充养滋润的作用，使四肢坚劲强实、骨节屈伸便利。故若在肝肾阳气不足，营运无力的疾病中，将会出现气血不畅、精津积滞，进而化为痰湿、瘀血等浊秽之物，留聚于筋骨之中的病理变化，致使骨节肿大、变形、疼痛、屈伸不利，历节病由此而发生。故先天不足或房劳过度、饮食偏嗜、用力负重、大恐伤肾、郁怒伤肝等内因，皆能伐肝肾。或直接损伤阳气，或先伤阴精，由阴阳互根关系，阴损及阳，再使阳气虚亏；或由外因风寒湿邪感于人体，使正气亏耗，加之病后调理失宜，逐渐波及肝肾阳气；或热邪侵袭，肝肾阴伤，由阴及阳等。凡此种种因素，皆可成为历节发生的病因。由于肝肾阳气虚弱，无力温运精微，气血津液即化为秽浊而留聚不去。诸肢体之远端，尤其是四末骨节，因其远离肝肾，受气虚不运的影响最大，故首先受病，表现为肿大、变形、疼痛、屈伸不利等秽浊留聚的疾病征象。肿大的骨节可使其周围的经络血脉受阻而不得通利，营卫气血即壅遏于此。久而又有下述诸变：病变骨节之上下肌肉，因失去濡养而枯瘦细弱；营卫气血壅遏于骨节周围，可使其肿胀；营卫气血郁积不通，可进而化热，酿湿生痰。上述疾病过程，是由虚而滞，由肝肾筋骨而营卫气血的过程，亦即历节发生过程。在此过程中，若无外邪再次入侵，疾病进展可以缓慢，症状亦较轻微。

营卫气血壅遏不通，则卫外不固，故易于再次感受外邪，使疾病恶化而进入发展阶段。

（2）历节的发展　营卫气血壅遏之处，易为外邪入侵之地。在关节周围经脉不通，营卫气血闭阻的基础上，风、寒、湿、热等邪气可侵犯局部，在正气十分虚弱时，尚能弥漫全身。或饮酒当风，汗出入水，或贪凉卧露，总因屏护不固，使外邪入侵，疾病加重。若热邪入侵，可限于一隅，阻痹气机，亦可侵及全身，伤津耗血，造成阴虚局面，更可能聚成热毒，大伤正气而使疾病迅速恶化。若寒邪侵入，凝滞收引，不仅使筋骨之屈伸更加困难，亦使营卫气血之阻滞显著加剧，疼痛难忍，甚则如白虎之啮，故名"白虎历节"。寒邪尚能伤及整体阳气，使其成为全身性虚寒疾病。风邪侵入，善行数变，游行全身，常使多处关节同时受损，或数处关节先后迅速发病，因其疼痛遍历关节，故亦称"痛风"。湿邪入侵，凝着黏滞，可留恋正气，使疾病缠绵难愈，亦可使下肢明显肿胀。外邪再次入侵，是使本病进入发展阶段的共同原因。故不论外邪之寒热性质如何，历节发展阶段的病机有如下共同点。

外邪入侵之初，可有发热、恶寒等表证。营卫气血之壅滞，较前一阶段为甚，故病变关节处之肿胀疼痛亦较前阶段为甚，亦可有化热、酿湿、生痰等变化。风、寒、湿、热四种病变可以转化，如热转为寒、风郁化热，亦可交错发生，如湿热、风寒等。

综如上述，历节的病因病机有两个特点：一是病因复杂，既有内伤，又有外感，故历节是内外因素互相作用而产生的疾病；二是病理有阶段性，发生阶段以肝肾筋骨为疾病重点，发展阶段以营卫气血及感受各种病邪之见症为重点。

3. 关于临床表现

根据本病病程的阶段性，可将其临床表现分为历节发生阶段的临床表现和发展阶段的临床表现。

（1）历节发生阶段的临床特点　起病缓慢，病程长，进展不速，完全治愈较困难。手足指趾等小关节首先受累，肿大变形部分的硬度与骨相等；渐致手指挛曲，再病及踝、膝、腕、肘乃至腰、项等部位，而成为骨节蹉跌的形状。病变关节活动受限，难于屈伸，以致僵硬（古人把本病患者的步态形容为"厄"，据《说文解字》"尩、尣、曲经也"）。在经络血脉不畅而营卫气血壅遏之后，病变关节有疼痛，一般不甚剧烈，肿胀，按之软，上下肌肉日枯细，肿大的关节伴见细瘦的肢体，患者可成为"身体尪羸"的典型历节体型。

由于骨节之肿大和营卫之壅遏呈持续、渐进性，故疼痛、肿胀、肌肉枯瘦亦呈持续、渐进性发展。

肝肾之阴津或阳气不足时，可有全身症状出现，如潮热盗汗、五心烦热、脉细数、舌红少津，或畏寒肢冷、心烦头晕、脉沉细缓弱、尺脉尤甚、舌淡苔薄白等。

（2）历节发展阶段的临床特点　邪气入侵人体之初期，可有发热、恶寒、脉浮等表证。由于外邪入侵而使营卫气血之壅遏加重，故病变关节之肿胀及疼痛增剧，并可伴见病变处感觉异常，如痉胀、麻木等。根据外邪之不同性质，可将发展阶段的历节分为4个类型。

①热型：发热、面红、口渴、多汗、关节红肿热痛，患者消瘦，脉数，舌红苔黄、小便短赤。此型最为常见，且进展迅速，危害严重，故须及时诊断治疗，防止恶化。若兼湿邪者，可于发作一段时期后出现一间歇期。发作时，骨节红肿热痛，肢体重滞，困倦嗜卧，或有局部黄汗出；其间歇期，红肿热痛减轻，但肿胀仍明显。

若热已成毒，则疾病迅速恶化，短期内出现形销骨立、肌肤甲错、面色无华等津血大伤之病象，诸节红肿灼热、疼痛剧烈，盗汗、日轻夜重。

②寒型：即白虎病，以病变关节剧烈疼痛为特点，甚如虎咬。遇热可缓，骨节僵硬，活动明显受限，面色㿠白，四末不温，脉沉迟紧，舌淡、苔白。

③风型：李克光认为此型即痛风。病变波及范围广，往往数处关节同时发病，多处关节先后迅速发病，疼痛交替出现，呈游走性，全身症状可不明显，脉舌亦近常人。

④湿型：疾病发展缓慢，甚至数年无大变化，病变仅只局限于几个小关节，但关节肿胀可很显著，甚或浮肿，疼痛时有发作，不甚剧烈，自感肢体困着重滞，舌苔白厚，脉象浮缓，平时劳作可如常人。

以上各型，若兼化热、生湿、酿痰等变化者，则可见到相应的临床症状。

发展阶段之历节经适当治疗，大都可明显缓解。根据本病发病缓，自四肢末端始，关节肿大、变形、疼痛，肌肉日枯，成持续、渐进性发展，以及在此基础上感受外邪而关节肿胀、疼痛加剧等特点，历节病的诊断一般并不困难。

4. 关于鉴别诊断

（1）历节与痹证的鉴别　从病因分辨，痹证以外感起病，多有表证。历节多因内伤而发，故一般发生阶段无表证期。痹证的表证在先，然后发生关节改变；历节则关节改变在先，然后因营卫壅遏，此时外邪乘虚再入，亦可见到表证。

痹证的关节病变特点是膝、踝、肘、腕等处肿胀按之软，经恰当治疗，易于消除；而历节关节病变的特点是关节指趾等小关节肿大，按之硬，难于治愈。虽然历节发展阶段的关节肿胀、按之软、易于消退等与痹证相同，但肿胀消除后，肿大变形依然存在，又与痹证不同。

历节在其发生阶段起病缓、病程长，发展阶段则起病急、病程短，有明显的阶段性；而痹证则无此明显的阶段性。

历节可有局部黄汗出，痹证则无。

（2）历节与足气的鉴别　足气是一种全身性的疾病，以感觉异常及软瘫为主要临床表现。此病乃因外感风毒而发，《诸病源候论》有"足气缓弱候"专论足气，言其病"皆外感风毒所致"，《千金要方》亦谓足气病是由于"风毒之中人"，故其病因与历节迥乎不同。

足气病之临床表现颇似历节，故《中藏经·论足弱状候第四十二》谓"人之病足气，其状类诸风、历节、偏枯、痈肿"。

足气以感觉异常为主，四肢或身体其他部分有麻木不仁、针刺感、灼热感、虫行感等，如"自膝至脚有不仁，或若痹，或淫淫如虫所缘，或脚指及膝胫洒洒尔""或髀腿顽痹，或少腹不仁"等，而历节则无。

足气病者亦有运动障碍，如四肢痿弱无力，但总是呈"缓纵不遂""足屈弱不能行"的虚缓状态，与历节之关节僵硬而屈伸不利有别。

足气病之全身症状甚为突出，或见饮食而呕吐，恶闻食臭，或腹痛下利，或大小便秘涩不通，或胸中动悸，不欲见光明，或精神昏聩，或喜迷忘，语言错乱，或壮热头痛，或身体酷冷疼烦，而历节之全身症状则较轻微。

（3）历节与黄汗的鉴别　黄汗的病因为外湿，当汗出之时，腠理疏张，若水湿入内，侵袭营卫，则闭阻气机，蕴郁熏蒸而发为此病，故各家皆以《金匮要略·水气病脉证并治》"汗出入水中浴，水从汗孔入得之"为经典之言。所以，黄汗的临床表现有"汗出入水中浴"，或类似的特异起病史，全身症状如发热、水肿、遍身黄汗出等较明显，因营卫郁闭，发热不止者，易生恶疮；而黄汗病不波及关节。历节则由于营卫之壅遏仅在于病变骨节处，故虽有黄汗，亦只局限于此。

（4）历节与鹤膝风的鉴别　　鹤膝风仅犯双膝关节，而历节则起于小关节，逐渐蔓延可至全身诸节。

5. 关于历节病的治疗

关于本病的治疗，《金匮要略》载有桂枝芍药知母汤及乌头汤两首方剂。

桂枝芍药知母汤主治"诸关节疼痛，身体尪羸，脚肿如脱，头眩短气，温温欲吐"。按本条所述历节，属于风湿化热伤阴之证，故治以祛风除湿、清热养阴、宣散止痛之法。应该注意，在本条诸症中，当以诸肢节疼痛为主症，其疼痛甚剧，当有关节局部红肿热痛、肿胀变形之状，并有久病及复发的病史，如为新病痹证，断不致有"身体尪羸"之象，唯此种热证常是由于风湿郁遏所化之热，故使郁闭通则热自退，是为治病求本之法。

乌头汤主治"病历节，不可屈伸疼痛"，属于寒湿历节，故治以温经祛寒、除湿止痛之法。由于本证剧痛不可屈伸，足见其阴寒之盛，故以重剂温经祛寒、除湿止痛。尤在泾说："寒湿之邪，非麻黄、乌头不能去。"以乌头之辛热温经，麻黄散寒达表，二药合用，其效更著。

赵以德云"气壮则邪去"，黄芪益气，合麻黄以通肌肤之阳气，使发汗而不致过汗；芍药、甘草酸甘化阴，以护营阴，且有缓急敛筋止痛之效；配合白蜜甘缓解毒，使病去而正不伤。

以上两方皆为历节要方，但其适应证有所不同。

桂枝芍药知母汤证病机为风湿流注筋脉关节，化热伤阴。临床特点为关节肿大疼痛，全身消瘦，局部可见红肿热痛（或全身发热）。治法为祛风除湿、温经通阳、清热养阴。

乌头汤证病机为寒湿凝着关节，损伤阳气。临床特点为关节疼痛剧烈、不可屈伸，痛处不热，关节不红肿（全身无热象）。治法为祛寒除湿、温经通阳、益气和营。

如前所述，历节的发生阶段以肝肾不足为主，故初期应注意补肝肾以扶正，如已至发展阶段，则以邪实为主，治当祛除外邪，一俟外邪廓清，立即培补正气，使邪气无由再入。这是治疗历节病的基本原则。

如在本病发生阶段，即起病缓、病程长，四末骨节逐渐肿大、变形，或骨节僵硬，活动受限，或有轻微肿胀酸疼，或畏寒肢冷，腰腿酸软，脉沉细迟，舌淡，苔薄白者，可按肝肾气虚论治，以温补肝肾阳气为主，常用方如右归饮。若兼有四肢不温，小便清长，大便溏薄者，为阳虚里寒之象，可重用桂、附温经散寒，再酌加干姜、细辛、巴戟天、补骨脂等。如属阴阳两虚者，可常用金匮肾气丸。若患者以阴虚为主，可用六味地黄丸加减，如去泽泻，加芍药、玉竹、黄柏、知母等。

本病的发展是因经络不畅，营卫阻，风寒湿热等外邪乘机侵入而成，此时病理机制与痹证相似，故其治疗可参照痹证之风寒湿热各型。

唯热毒一证，是历节之特殊证型。病情进展迅速，关节僵硬、肿、痛、灼热剧烈，或全身发热，或五心烦热，患者明显消瘦，日轻夜重，危害甚烈（甚至可使患者终身残废），故须辨证精详，不可误诊。如果以热为寒，治疗时又泥于辛温散寒、香燥除湿，反如火上添薪，不可不慎。其治法当以清热解毒、凉血清气为主，佐以养阴益气。选方可用《千金》犀角汤，或银花解毒汤（金银花、连翘、地黄、野菊花、黄连、天花粉、赤芍、牡丹皮等）。

（四）体质的特异性

中医辨证论治，重视因时、因地、因人制宜，而对于患者体质的特异性，有时尤为强调，甚至可以作为诊断、治疗的主要依据。这在《灵枢·阴阳二十五人》和《灵枢·通天》等篇章里早已有论述，对于后世研究体质学说有很大的启发。下面的两则典型实例，足以证明个体之间确实存在特异性。

北宋沈括所著的《梦溪笔谈》里记载，夏文庄，其人素体阳虚，异于常人，"才睡即身冷而僵"，宛如死去一般，且"既觉，须令人温之，良久乃能动"。有人见其外出，两车相连，车上载一高大棉帐，系用数千两棉花制成，赖此以保暖御寒。其平日常服仙茅、钟乳、硫黄等助阳药物，从未间断，早晨常食钟乳粥。从以上所记述的服食、居处的特点来看，这位夏文公显系特异之阳虚体质，在临床上亦属罕见。

李老街邻周老，世居成都陕西街忠巷口，自谓从少壮直至八旬，很少患病，平时偶有小病，均自服黄连上清丸即愈。夏日常以六一散代茶，颇觉清爽。1952年春，周老已年过八十，因游花会冒雨返家后患时行感冒，自服上清丸半两，发热不退，时有谵语。其家属邀李老急诊，查脉象沉实搏指，舌苔老黄燥裂，显然为阳明腑实之证。但虑其年事过高，未敢急下，遂仿黄龙汤之意，用调胃承气汤加人参，服1剂后，矢气频频，神识清楚，唯大便仍未下，且更加烦渴。周老告云，他是火体，无须多虑，勿须再用人参，可重用大黄，有病可愈。从其言，于原方中去人参，倍加大黄。服1剂后，泻下燥屎数枚，随即身凉脉静，能进粥食。继用甘凉养胃之法，调治2日痊愈。后闻此老于1961年春逝世，时已年逾九旬。观其生前服药，大多偏于苦寒泻火，若非素体阳旺，岂能有如此亢盛之内热？凡此皆与体质之特异性有关。

（五）论升麻鳖甲汤

1966年4月，雷某面部发斑，四处求医均未见效，后经某医院反复检查，查见红斑狼疮细胞，遂确诊为红斑狼疮。患者久慕李克光盛名，再三邀请会诊，经征得同意后，于5月初诊视患者。见其颜面斑色鲜红，以鼻部及两颧尤为明显，略呈蝶形。舌质红而少苔，切其六脉皆滑数有力，患者自述有灼热感，奇痒难禁，且肢体疼痛，时发寒热。李克光细审脉症，认为此病可按《金匮要略》阳毒发斑论治，当以解毒透斑为法。处方升麻鳖甲汤全方加入金银花一味。1周后复诊，患者谓服药5剂后，面部红斑赤色减退，发热、体痛等症亦大为好转，唯汗出较多，精神疲乏。切诊其脉稍见细数，李克光仍用前方去蜀椒、雄黄，加生地黄、玄参二味。此后患者连续服此方数十剂，斑色逐渐消退，全身症状基本缓解，能坚持上班工作。1984年冬患者曾来李克光家中，自述10余年间，病情从未复发。《金匮要略》治疗阳毒，用升麻鳖甲汤全方，而治阴毒反去雄黄、蜀椒，历代医家多有怀疑，对此应如何理解？李克光云：阳毒、阴毒皆属温毒，治法皆当解毒透斑，切不可从阳证多热、阴证多寒予以曲解。张仲景制升麻鳖甲汤，其要旨即重在解毒活血，唯阳毒病显于外，利于速散，故方用蜀椒、雄黄，取其辛散解毒之力，以领诸药透邪外出，观《金匮要略》方后有云服之"取汗"，足见此方确有透解之功。阴毒反去雄黄、蜀椒者，以邪毒深入，难以表散，故不若直用鳖甲、当归、升麻、甘草以入血分，清解深伏之热毒。此论以陈修园《金匮要略浅注》较为明晰，足供参考。

三、临床用药

1. 善用疏肝理气药

李克光治病，注重一个"疏"字，即疏通气机。用疏之法，重在疏肝。因肝主疏泄，为全身上下之枢机。若肝郁气滞，则变生诸疾，如血瘀、湿聚、痰壅、火郁、食滞等，故在辨证基础上每用疏肝之品。如胃痛用疏肝和胃消积法，水肿用疏肝运脾利水法，火郁用疏肝清热泻火法，黄疸用清热疏肝利湿法，瘰疬用疏肝祛痰活血法，咳嗽用化痰理肺疏肝法，肝脾肿大用疏肝软坚散结法，心悸怔忡用疏肝养心滋阴法，常用药如柴胡、香附、青皮、川楝子等。李克光认为，诸疏肝药中，柴胡疏肝之力最强，又因能通达三焦，有疏通肝经的作用，肝郁者每多用之。但该药有升阳劫阴之弊，古人多用白芍以监制之。如属阴虚兼肝郁者，常以蒺藜、牡丹皮代替柴胡。阴虚甚者，再加白芍、女贞子以使肝血充足，气血并行。李克光还认为，疏肝宜兼顾其气。疏肝药久用、过用，有耗气之弊，且气虚推动无力，易成气滞。对气虚肝郁者，可于疏肝药中加入补气之品，如人参配柴胡，但一般情况下，补气不宜过壅，故以南沙参、炒白术之类即可。

2. 运脾除湿治顽疾

脾胃乃后天之本，历代医家至为关注。李克光常引其父斯炽公的话告诫后学："用药不顾脾胃，戕贼生化之源，使脾不能运药，则用药何益？"他认为治病须随时顾护根本。脾喜燥恶湿，又最易为湿所困，故常以平胃散为基础方加入芳香醒脾、疏肝理气之品，或养阴，或益气，或清热，或温阳，或芳化，或淡渗，或开胃，或利水，或抑木扶土，或养心补肾，总将顾护脾胃融入主要治法之中。李克光善治脾胃病，尤长于治疗慢性顽固性腹泻。治泻之法，他推崇明代李中梓的淡渗、升提、清涤、疏利、甘缓、酸收、燥脾、温肾、固涩九法，认为此九法全面扼要，颇为实用。如能熔众法于一炉，对久治不愈的泄泻可缩短病程，提高疗效。如曾治一男性患者，胃溃疡行胃大部切除术后，长期便溏，次数无常，伴见面色㿠白，瘦弱乏力。李克光辨为脾肾阳虚，综合燥脾、温肾、酸收、淡渗诸法，以四神丸、平胃散为主方，处以补骨脂、吴茱萸、五味子、苍术、厚朴、陈皮、白豆蔻、甘草，间以大腹皮、豆卷、茯苓、菟丝子、藿香、木香、乌药等加减进退，连服 10 余剂，患者食欲明显增进，便次减少。守法守方再服 10 剂后，大便成条状，面色转红润而愈。

3. 阴虚湿热多斟酌

阴虚夹湿热这一证型，在我国南方较为常见，但历代对之论述甚少，方药阙如。李克光认为凡虚证患者，当以养为要。诸多杂证，虽正气内虚，常兼实邪，若峻补蛮补，必致留邪，使病情缠绵难愈。治此证补要得法，而湿热既为实邪，全在慢慢分解。若此证复感外风，施治愈加困难。因补阴则恐滋腻，渗湿又虑损阴，解表只怕耗液，清热犹虑生湿，甚难处理。李克光经多年临证实践，反复筛选，制定了祛风而不峻、渗湿而不燥、清热而不寒、养阴而不腻的方药，如防风、金银花辛散凉泄，透风热于外而无峻汗伤阴之弊；甘平淡渗之茯苓、豆卷、薏苡仁、滑石等渗湿而不伤阴，谓之"渗湿而不燥"；清热常选金银花、连翘、栀子、地骨皮等轻清之品，而无苦寒伤中化燥之弊；补阴药有滋阴、养阴之别，须仔细分辨。麦冬、玉竹、沙参、百合、天花粉、女贞子、旱莲草等系养阴之品，性寒味甘，甚少滋腻恋邪之性，故多用于阴虚夹湿热之证，此即"养阴而不腻"。

4. 轻灵平正起沉疴

李克光用药一向轻灵平正，擅用经方，又不囿于经方。每剂药多则十一二味，少则几味，甚至 1 味。每味药分量不多，如白豆蔻、吴茱萸、川芎常用 3～6g，甘草 2～4g，使用夜交藤 30g，黄芪 25g，就算大剂量了，而且甚少使用峻药猛剂及贵重稀缺药物。虽然其处方平平常常，却常于平淡处见神效而起沉疴。如治一男青年，鼻衄不止，几经辗转施治不效，已服过犀角地黄汤、十灰散等多剂止血药而罔效。转诊李克光时已失血过多，面色不华，气息奄奄，李克光诊为气随血脱，当机立断，嘱以高丽参 9g 煎浓汤频服。一天之内衄血渐止，转危为安，再稍加调理而病愈。李克光认为，此失血重症，必致气随血脱，此时止血、补血、凉血均缓不济急，唯依气为血帅之理，以独参汤单刀直入，效专力宏，方能取得满意疗效。倘药多方杂，互相掣肘，反倒不效。

学术思想

川派中医药名家系列丛书

李克光

　　李克光认为古代经典医著是中医学的理论根基，金元明清各家学说则是在经典医著上的继承和发展。他们通过反复实践、推敲，逐步充实完善了前人之所未备，从而启迪后学，有的甚至有所突破。随着时代的推移，中医学的发展亦将无止境。

　　如辨证论治是中医之精髓，千百年来在临床证治中显示了无比的优越性。但从发展上看，辨证论治必须在原有的基础上提高一步。既要继承，又要发展。他认为《内经》《难经》《伤寒》《金匮》等书，是中医应当奉为圭臬的经典著作，是学好中医的必读书。尤其是《内经》，概括和总结了我国古代关于生理、病理、诊断、治疗、预防等方面的知识和经验，千百年来，大量的医疗实践证明，其中的许多理论和治疗方法是行之有效的。后世各种医学流派，如金元四大家等，无不是在《内经》的基础上，结合群众中的医疗经验，不断丰富、发展起来而自成一家的。

一、论治阳痿独取阳明，绝非舍此别无他法

　　《素问·痿论》有"治痿者，独取阳明"这一治疗法则。李克光认为，阳明胃腑为水谷之海，五脏六腑皆禀气于胃，胃气盛则宗筋润，胃气衰则宗筋纵，故阳明无病不能成痿。这就阐明了治痿者独取阳明在理论上和实践上的重要意义。他同时指出，"独取阳明"应当理解为"重视"阳明，但绝非舍此别无他法。证之临床，有由于"肺热叶焦，发为痿躄"者，其治法当以清肺养阴为主；有由于"湿热"以致筋膜弛长痿软者，则其治法又当以清热除湿为主。除了清肺养阴、清热除湿、补益肝肾三法之外，还必须合以健脾养胃、佐以养血通络法，这样就可使学者较全面地了解有关痿证的几种常见证候，以及相应的不同治法，而不致为"治痿独取阳明"一语所拘泥，以为痿证只有唯一治法——取阳明。正确的理解是，治痿者首先要考虑从阳明入手，但亦有其他方法可用。

二、论"寒厥""热厥"，不仅限于阳明气衰于下

李克光在阐释《素问·厥论》"阳气衰于下，则为寒厥，阴气衰于下，则为热厥"的含义时，在阐明寒厥是阳虚、热厥是阴虚之后，再联系《伤寒论》所述的阳明热厥实证，以及《温病条辨》中关于厥阴证痉厥神昏的论述，进一步说明后世医家对于厥证病机的分析，已在《内经》的基础上有了很大的发展，临证时就不宜局限于阳虚则为寒厥、阴虚则为热厥之说。就热厥而言，其中有属于邪气盛实的阳明热厥证，也有属于热邪深入下焦的厥阴温病。这样学习医经，可以对中医理论的理解起到从源到流、融会贯通的作用。

在《伤寒论》里，热厥用白虎汤，寒厥用四逆汤。热厥是实证，寒厥是虚证。由于《伤寒论》是讲外感的，外感证从少阴寒化，便是虚证；外感证从阳明热化，是为实证。《内经》的寒厥是肾阳不足，热厥是肾阴不足，均属内伤。《素问·至真要大论》云："诸厥固泄，皆属于下。"这一"下"字，泛指肝肾而言。无论热厥或寒厥，皆由于肾精亏损而来，肾精亏则无以敛阳，阳不入于阴则形气绝。轻则手足厥冷，重则眩晕昏倒，再重则为暴死。治厥者不知上下、不问所属，概用辛芳刺激开窍，诚何益哉？这就为厥证的治疗指明了大的方向，使治厥者有法可循。

三、论"六气多从火化"的实践意义

《素问·至真要大论》中的"病机十九条"，对于中医六气病因学说的确立具有深远的影响，后世以刘河间为代表的寒凉学派，其理论根据就是建立在"六气多从火化"这一观点上的。李克光根据刘氏所著《素问玄机原病式》，为斯炽公撰写了《素问玄机原病式探讨》（以下简称《探讨》）一文，进一步阐发"六气多从火化"的理论和实践意义。

在《探讨》中，李克光追疾病之根源、阐理法之精要。如"汗虽出于血液，然必因于气乃能转化为汗"，说明了血转化为汗是有条件的。"若火邪亢盛，不仅使水枯津涸，血流滞涩，亦且耗及元真之气，失去'清阳发腠理'的作用。故由

内热迫出充斥于皮毛之血，不能气化成液而为汗，乃致不能透出玄府，凝涩于皮肤之间而为污血的衄蔑，或有侵泄而出的血汗。血得热则行，得寒则凝。今热甚而反瘀结，以火亢极而似水也"，揭示了大热耗气伤津的道理。

再如论痿，因肺热叶焦，失其清肃，致手足不遂。肺与大肠俱属燥金，而两阳同气，燥金为火热所伤，则水谷精微亦受其煎烁，血液无所资生，以致筋脉失养，弛纵不收。李克光认为，此皆"逢热则纵"的道理。

在药物的使用上，李克光主张"欲求其和"，不可偏颇；散中有收，泄中有助。如"热为火气，故以含有水之性味的咸寒为主""以伏其所主，甘味以防咸之太过""热遏于中，苦寒能解其结，即火郁发之之意""以酸敛其心气，而收火势之猖獗"。只有这样，才能使水增火制，热郁得散，阴阳平均，精神乃治。

对于刘氏在《素问玄机原病式》中所增补的燥气为病一条，李克光给予了高度评价，认为这是刘河间对病机十九条的补充和发展。在六气病机中，属火的5条，属热的4条，属寒、湿、风及属上、属下的各1条，尚缺少燥气病机。河间据临床实际，增补了"诸涩枯涸，干劲皴揭，皆属于燥"一条，使六气为病的病机更趋完善，功不可没。

《探讨》通过对《素问玄机原病式》的剖析，进一步论述了六淫致病的特点、亢害承制的机理、六气标本的从化及各类疾病的治疗大法。发《内经》病机理论之微旨，深入浅出，通俗易懂。此既是斯炽公之真传，又得力于李克光近60年临床之心悟，是学习、研究《内经》不可多得的参考资料。

四、重视四诊，辨证精详

中医诊治疾病，必须对疾病的有关情况做系统、周密的调查了解，才能辨明其病因、病机，并在此基础上进行辨证论治。中医的诊法——望、闻、问、切四诊，就是调查了解疾病的主要方法。《内经》说："善诊者，察色按脉，先别阴阳，审清浊而知部分，视喘息、听声音而知所苦，观权衡规矩而知病之所主，按尺寸、观浮沉滑涩而知病所生。""四诊"是在数千年的临床实践中不断丰富、发展起来的，是中医诊治疾病的第一关隘。

李克光临诊之际总是全神贯注，仔细地望色听声、写形、看舌切脉，力求不遗漏关键之点、不疏忽疑似之处，再四诊合参，透过各种表面现象，加以分析，对疾病进行综合、比较、判断，才能准确把握病机，确定病之所在，对疾病性质、病情进退、邪气盛衰等有明确的概念。他深知，只有精心诊察，分析综合，才能在复杂纷繁的表象中看到真相，也才说得上理、法、方、药丝丝入扣，切中病情。故他对每一个疾病，都认真严肃对待。

仅就舌诊，举其一例，足见李克光之功夫。1956年，他为四川医学院西学中班上诊断课，述及裂纹舌时，谓其多因阴液损耗，虚火上炎，致使舌体失于荣润而多裂口。课后某主治医师主动出示舌面，果然裂纹有如刀痕。但他谈笑风生，自信健康无病。言下之意，即谓常人如见裂纹舌，亦不定有何种诊断意义，似可不必过于强调，李克光却深信该君阴虚较甚。殊料两年后，李克光在结核病室会诊时，该君因咳嗽、咯血，确诊为肺结核住院治疗。晤谈中，感叹良深，衷心悦服中医学博大精深。仅凭舌诊一项，竟能于未病之前，预测疾病发展趋势！

中医辨证有多种方法，如八纲辨证、卫气营血辨证、六经辨证、病因辨证和脏腑辨证等。临床究竟如何将四诊收集到的众多材料连贯起来综合分析，从而探讨疾病发生、发展变化的机理，以便对其真相做出明确判断和恰当的治疗。各种辨证方法，究竟如何运用才算正确？李克光认为：各种辨证方法之间有着相互联系、相互配合、相互补充、相须为用的关系，而八纲辨证则是各种辨证方法的基础。它概括性强，运用广泛。

李克光提出八纲辨证应与其他辨证方法结合运用：①八纲与病因辨证相结合：如外感六淫，始见表证，常从热化。内伤情志，或劳倦太过，病从内生，证多属虚，易见寒证。风寒犯表，多属表寒；暑热内侵，多属里热。②八纲与脏腑辨证相结合：脏腑辨证一般属里证，但有阴阳、寒热、虚实之异。如脾肾阳虚、肺肾阴虚、胃肠实热、脾肺虚寒等。③八纲与卫气营血辨证相结合：邪在卫，属表；邪在气、营、血，属里。邪在卫、气、营，多属实、热证；邪在血分，则应注意邪热耗伤阴血，尤其病及肝脏，多属热病后期，此时阴血虚亏，最易出现虚热证候。④八纲与卫气营血辨证相结合：六经中三阳证属表，三阴证属里。而三阳经证中，又以太阳为表，阳明为里，少阳为半表半里。三阳证属实、属热者居多，三阴证属虚、属寒者居多。

从病因辨证看，除外感病的六淫、疠气，内伤的精神因素，以及饮食不节，劳倦过度等致病因素外，还包括疾病演变过程中的病理产物，如痰饮、瘀血等。不同的病因引起不同的病变。因此，依据疾病的不同表现来推求病因，从而正确施治，所谓"辨证求因，审因论治"是也。但病因辨证必须与其他方法相互配合，才能做出正确的诊断。如腹泻、食少、身重、苔腻患者，按病因辨证为湿邪所致，按脏腑辨证则病在脾，两种辨证方法结合分析，可知是脾为湿困。

脏腑辨证是针对疾病所出现的各种证候，按各脏腑的生理病理特征及相互关系，结合八纲、病因等辨证方法进行分析、归纳。如临床常见的心悸健忘、失眠多梦、食欲不振、腹泻便溏、倦怠乏力、面色萎黄、苔白、脉细弱等症，从脏腑辨证看，属心脾病变；若要进一步明确病性，就必须结合八纲见症，才能明确上述证候为心脾两虚所致。

至于卫气营血和六经辨证，从寒热、虚实的关系说，六经辨证的三阳证重点是分析表、实、热，三阴证重点是分析里、虚、寒；而卫气营血辨证，则自始至终强调温热病的辨证论治，其中卫、气阶段的证候与六经三阳证有很多共通之处，如卫分证和太阳病都是分析的表证，气分证和阳明病都是分析的里证、实证。卫气营血辨证的营血阶段，主要是分析热盛伤阴的证候，这与六经辨证的三阴证主要分析虚寒证则有所不同。卫气营血辨证的气分病与六经辨证的阳明、少阳病证型大多相似；但气分所包括的范围更加广泛，其中重视肺热就超出阳明"胃家实"的范围。又如气分病的脾蕴湿热，多见于湿温病，与六经的太阴病纯属虚寒比起来，在辨证论治上则有了发展。至于热邪入营、入血的舌绛、神昏、斑疹、出血、抽搐等症的辨别，则是六经辨证中未具体提及的。所以卫气营血辨证对清气、清营、凉血、开窍、息风、滋阴等治疗方法的补充，可说是辨别里热证的进一步发展，用于感染性疾病的辨证论治，贡献突出。此外，卫气营血、六经和脏腑辨证的关系是密切的，如卫气营血辨证的"肺主气属卫，心主血属营"、六经辨证中阳明病的胃肠实热、少阴病的心肾虚衰等，都是与脏腑辨证相互配合的，尤其是复杂难治的疾病更须如此。

五、扶脾补肾，固护根本

肾为先天之本，脾胃乃后天之本。李克光治病，始终注意顾护根本。他常引斯炽公的话说："用药不顾脾胃，戕贼生化之源，使脾不能运药，则用药何益？"

李克光认为太阴脾土为湿所困用除湿化浊、运脾行水法，重视顾护脾胃。其治法或养阴，或益气，或清热，或温脾，或芳化，或淡渗，或开胃，或化湿，或抑木扶土，或养心健脾，总将扶脾融入主要治法之中。

李克光擅长治疗慢性顽固性腹泻。他认为治泻之法，明代李中梓概括为九法：一曰渗淡，二曰升提，三曰清涤，四曰疏利，五曰甘缓，六曰酸收，七曰燥脾，八曰温肾，九曰固涩。李克光认为此九法较为全面扼要，符合临床实用，尤其对慢性腹泻、久治不愈患者，如能将燥脾、温肾、提升、固涩、甘缓、淡渗诸法综合运用，集众法于一方，便可提升疗效，缩短病程。

某患者长期腹泻、面色不荣。李克光按脾肾阴虚论治，综合运用燥脾、温肾、酸收、淡渗之法，方以藿朴夏苓汤、平胃散加减化裁，药用苍术、陈皮、厚朴、广藿香、广木香、法半夏、茯苓、补骨脂、白芍、甘草。连服10余剂，患者食欲明显增进，大便逐渐由稀溏而成形，连续检查大便隐血3次，均为阴性，多年腹泻竟痊愈。

重视补肾亦是李克光治病一大特色。如治疗历节病，他多宗《金匮要略》理论，重视补肾，顾护先天之本，每收显效。

历节，以关节肿痛变形，甚至僵硬不得屈伸为特征。本病多因肝肾亏虚、浊物留聚，复感外邪而发，常伴发热、消瘦等全身症状。在本病的发生阶段，起病缓慢而病程长，可按肝肾气虚论治，以温补肝肾阳气为主，常用方如右归饮。如兼四肢不温、小便清长、便溏，为阳虚里寒，重用桂、附温经散寒，酌加姜、辛、巴戟天、补骨脂等。如阴阳俱虚，常用《金匮》肾气丸。若阴虚为主，可用六味地黄丸加减。本病的发展阶段可按痹证各型分治。唯热毒是历节之特殊证型，当清热解毒、凉血清气，佐以养阴。

李克光治历节成竹在胸，故临证不惑，治愈了很多历节发生阶段的患者，颇多心得，曾撰专文《谈谈有关历节病的几个问题》论述。正如扶脾一样，李克光常把补肾法融入他法之中，自然而贴切，且恰到好处，不露痕迹。

李克光治疗水肿病，除按照肺、脾、肾三脏的虚实寒热辨证外，还配合通利三焦、疏肝行气、养阴利水等法，常取得出人意料的效果。

李克光不仅善于继承前人学说，而且善于宏扬发展之。如治水肿病，《内经》

提出攻下、发汗、利小便三法。张仲景提得更具体："诸有水者，腰以下肿，当利小便；腰以上肿，当发汗乃愈。"李克光集数十年临证经验认为，三法尚不能满足临床需要，因此极力倡言治肿应针对其发病部位及病性，根据肺、脾、肾三脏的虚实寒热，加入补虚、温里、除湿、清热、导滞、消积等法。他将水肿病基本证型概括为发于肺、脾、肾几大类型，下面又分属若干类别，若系两脏或三脏同病，则综合运用有关治肿法则。对血分水肿，则宜养血逐瘀行水。李克光认为，患者体质也应考虑，并灵活掌握。如体质壮实，水肿太甚者，先峻逐水湿，待水势稍减，然后依法调治。小儿禀赋太差或老年阴阳气血俱虚又水肿者，宜扶正祛邪，双管齐下。证之临床，屡竟全功。

治疗中风，李克光亦多从肝肾着手。古医家论之甚详，但各执己见，让后学者难以掌握。如有主火、主痰、主气者，亦有主阳虚、阴虚者，更有主瘀血、主肝风者。李克光认为这些均是根据当时临床总结而来，切不可以一家之见而轻视、随意扬弃之，亦不可偏执一家之说。如遇病情复杂者，可综合运用数家之法。如遇古代医家尚未论及者，则应据临床辨证，在弄清阴阳虚实的基础上，灵活运用。应学古不泥，勇于推陈出新。中风临床表现是错综复杂的，故其治当随正邪之变动，灵活遣方用药。虽然证无定型，方无定方，但却有定法可循。

本病病机多为正虚邪实，正虚以阴血、阳气亏虚为主，邪实以痰、瘀肝风为多。阴虚者多兼热痰肝风，阳虚者多兼湿痰瘀血。而临床以阴虚为多见。这就把中风的标本虚实分析得言简意赅，殊为可贵。中风一般表现在心、肝、肾三脏。肝、肾同源，肾阴亏则水不涵木，肝风内动、筋脉拘急，故有眩晕仆倒等症。心肾为水火之脏，水亏则火旺，心藏神，主语，其华在面，故有神昏谵语、满面通红等症，故与心阳上亢有关。心肝为母子之脏，故心肝阴亏、阳热亢盛之证，临床多合并出现。一般医家论中风病机，只强调肝阴亏损、肝阳上亢，而忽略其与肾、心两脏的密切关系，其疗效自然不能满意。

对于治法，李克光归纳为中风六法：温阳补气法，养阴补血法，潜阳息风法，豁痰开窍法，活血通络法和通腑泻热法。此外，他亦常兼用疏肝行气法、补脾除湿法。意在使肝木条达，气血流畅，则不停痰生瘀；脾运得健，湿浊不聚，则不蕴痰阻窍。

六、善用疏肝，变化灵活

李克光继承了其父亲的学术思想：强调气机贵在流畅，调气首重疏肝、气行流畅则瘀血不生；水湿不聚，气不郁则不化火，无湿无火则不生痰。故肝之疏泄功能是否正常，是内伤病中主要致病因素，如气滞、血瘀、湿聚、火郁、痰积、食停等均无从发生。李克光对疏肝药临床应用主张遵循以下几点：

1. 按肝经循行部位用药。在具体使用疏肝药时，应有所侧重：病在胸以上者宜用薄荷、川芎；胸以下至脐者，宜用佛手、郁金；脐以下者，宜选用青皮、川楝子等。

2. 按病邪的寒热属性用药。疏肝药中川芎、香附、吴茱萸、荔枝核偏温，牡丹皮、川楝子、郁金、薄荷偏凉，需根据疾病的寒热属性酌情选用。

3. 行气药与活血药相须使用。疏肝的药物中牡丹皮、川芎、郁金、延胡索能入血分，常与其他理气药物配合使用，使肝经气行血畅。李克光还常常将刺蒺藜与牡丹皮配伍，一疏肝气，一行肝血。前者辛苦微温，后者辛苦微寒；前者适用于病位偏上偏外，后者适用于病位偏下偏内。二者配伍，有不偏寒热，疏理调节周身气机的作用。

4. 疏肝兼顾养阴。诸疏肝药中，柴胡疏肝之力最强，又因能通达三焦，有疏通整条肝经的作用，肝郁者每多用之。但该药有升阳劫阴之副作用，故古人多用白芍以监制之。而阴虚患者一般都有肝郁，对于肝虚肝郁患者，李克光常用刺蒺藜、牡丹皮代替柴胡。阴虚甚者，再加白芍、女贞子以使肝血充足，气血并行。

5. 疏肝兼顾其气。疏肝药久用、过用，有耗气之弊，且气虚推动无力，易成气滞。对气虚肝郁患者，疏肝药中加入补气药是李克光用药一大特色，如以人参配柴胡。但一般情况下，补气不宜过壅，故以泡参、炒白术、茯苓之类即可。

临床上常见短气、乏力、纳差、脉沉等看似气虚之人，而其脉沉兼弦细，胸中胀闷。李克光认为此为气机郁滞所致，此时切勿补气，越补越虚，越补越壅，只宜疏肝，气行则畅，诸症随即自解。李克光治疗胃痛、黄疸、水肿、肝脾肿大、咳嗽、阳痿等，均在辨证的基础上加用疏肝的药物，每收良效。其疏肝之妙，确有至理存焉。

七、高度评价《内经拾遗方论》及作者

《内经》一书，虽然历代医家都公认为是中医理论体系的源泉，是学习中医的必读书，但"其文简、其意博、其理奥、其趣深"，很多经文都要求学者要有较高的古汉语水平，同时再参阅历代医家对《内经》的注释，这样才有助于弄通全文，领会其精神实质。另外，《内经》着重于探讨医理，虽也论述了不少病证，但很少提出具体治疗方法。明代张景岳对《素问》《灵枢》所载方剂进行统计，仅得 12 方，此外多数病症皆有论无方。如何将《内经》所述的医理运用到临床以指导辨证论治，正是学习《内经》的一大难题。前辈医家对此颇有感慨："知方不知经，则失其理；知经不知方，则失其宜。"即是说，要研究医理，必须通晓医经；要明确治法，还必须通晓方剂。

而《内经拾遗方论》的作者骆龙吉，根据《内经》所述病证，引经出证，据证释义，并从实际出发，附列方剂，力求方因乎证，证本于经，以便学者能对证引经，循方命药，解决临床上的具体问题。书中引用诸方，大多为古代行之有效的经验方，如木香顺气汤治腹胀；尚有一些家传方，如治煎厥善怒的抑肝清气饮、治伤暑的解毒猪苓汤等。此皆立法平正，选药恰当，颇合实用。故此书不失为阐释《内经》别具一格的参考读物，具有较高的实用价值。

八、诊治热病，细究药物

李克光一生诊治热病无数，有不少长期低热患者，施治颇难，经他诊治疗效卓著。李克光经大量临床实践总结出：按中医辨证，此类患者多属虚损发热、湿热郁滞和肝郁化热三种类型。长期低热应按照辨证论治的原则，根据病史及治疗经过，结合主要脉症，仔细分析其病因病机，治疗时才能做到"伏其所主，先其所因"。如仅针对发热一证而采用"热者寒之"的方法，则疗效往往欠佳。苦寒药物，易损伤脾胃，也易化燥伤阴。另外，应看到各种证型间的错综关系，如阴虚发热常兼湿热未尽、邪热伤阴并非纯虚，故临证务必具体分析，分清主次，兼顾方妥。

辨证一经明确，坚持守方守法，不宜轻易更动，杂投方药。低热消退后，也应继续治疗一段时间，以巩固疗效。另外，应劝患者保持心情舒畅，注意劳逸结合。这样既有助于治疗，又可避免复发。

李克光治疗流感发热，善用辛平表散。辛平表散，系以辛凉为主，微佐辛温，以增强表散之力，避免凉遏冰伏的治疗方法。李克光多用银翘散加减化裁，每以"风中润药"防风易荆芥。他认为荆芥辛温而燥，虽能透风于热外，但却耗伤肺津；而防风辛散温润，既能疏风，又护阴分。这一见解，既得之家学，又可追溯到更深远的学术渊源。魏晋以来，治疗温病多以伤寒为准。由于伤寒、温病不分，势必影响疗效。温病学派形成后，确定了一系列辛凉清解方剂，使伤寒、温病治法判然有别。但医家在长期医疗实践中发现：辛温、辛凉两类治法并非不能越雷池一步，若适当交叉配合，往往能取得更佳效果。晚清蜀中名医张子培论银翘散说："予用此方，每加麻黄一二钱，功效倍捷。但三四日后，舌变红黄，则不可用矣。"后何廉臣亦宗此法，在银翘散、桑菊饮中加用麻黄。此看似"杂乱无章"，实则麻黄有两大功效：一是增强表散之力，使表邪易于疏散；二是避免方中寒凉药的冰伏之弊，故其效较银翘散原方为优。但毕竟麻黄辛温消散，若不能把握其应用时机及剂量，往往劫夺阴津，变生坏证，还是少用为佳。故李克光弃麻黄而用防风，较张氏又进了一步。此法治疗风热表证，效果颇佳。特记于此，以飨读者。

李克光治疗阴虚兼夹湿热证，亦颇具匠心。他认为，湿热之证全在分解。而临床颇多阴虚夹湿热者，此病阴虚湿热在先，又复感外风，几者合邪，治疗较为困难。因补阴则恐滋腻，渗湿又虑伤阴，表散则恐耗液，清热又虑生湿，甚难处理。叶天士对此仅有"面色苍者，须要顾其阴液"的原则论述。何廉臣提得较为具体，"治宜苦辛淡凉法，或佐芦茅二根，或佐梨蔗二汁"，但未出其方，故此证甚少成方可据。李克光与其父斯炽公经反复筛选、推敲再三，终于选出祛风而不峻、渗湿而不燥、清热而不寒、养阴而不腻的方药，投于阴虚湿热证，每次使用疗效显著。如最常用防风、金银花等辛散凉泄的祛风药透风于热外，而无峻汗伤阴之弊。用淡渗、甘平之茯苓、豆卷、薏苡仁、泽泻、木通、滑石、冬瓜仁、甘草梢等渗湿而不伤阴之品，"渗湿而不燥"。一般少用白蔻、草果，因其芳香性燥，有伤阴之嫌，常代之以冬瓜仁，其通利三焦而不劫阴，须用而无以代时，分量要特别轻，所谓点到为止，或与冬瓜仁合用以监制其燥。清热常用金银花、连翘、山栀仁、地骨皮、白薇等轻清之品，而无苦寒伤中及苦以化燥之弊，此即"清热而不寒"。补阴药分为两类，有滋阴、养阴之别。滋阴如熟地黄、何首乌、阿胶、龟板等，能使湿邪胶滞，不能用于阴虚夹湿之证。而麦冬、沙参、天花粉、百合、玉竹参、女贞子、旱莲草等，系养阴之品，性味甘寒，甚少滋腻恋邪之性，故多用于阴虚夹湿之证，此即"养阴而不腻"。明于此，就掌握了治疗此类疾病的"钥匙"了。

九、尊重西医，取长补短

由于李克光有较高的科学文化素养，又系统地学过西医学课程，而且在西医院校工作多年，与不少西医专家、教授共事、会诊，耳闻目睹，对西医有较深刻而全面的认识。他深知中医、西医同为科学，各有自身的理论体系，二者各有所长，理应吸取对方长处，弥补其不足，才能彼此提高，共同发展。故李克光立足中医传统，充分尊重西医。出于对西医的深刻认识与了解，他在教学、科研、临床工作中，历来注意汲取西医学的许多先进之处，但由于中、西医学在理论体系、认识论、方法论诸多方面的不一致性，因此在参融西学、为我所用的过程中，要有一个实事求是的态度，合理取舍，既不片面，也不盲目。在诊断方法上，许多西医诊断仪器和化验方法，都采用了现代科学技术的最新成果。西医可以用，中医也可以用。借助其声、光、化、电、术等现代理化检验手段，作为中医望、闻、问、切的延伸，以补充全凭视、触、叩、听的不足及局限。借用西医检查结果的分析、判断，有助于补充、拓宽辨证论治的思路。

在临床诊疗中，他非常重视参考西医学的检查结果，将其同中医辨证结合起来。面对西医学的发展和现代复杂的疾病，单用传统中医诊断方法是不够的。在诊断急慢性传染病、感染性疾病时，李克光十分重视患者的血常规检验。如发热患者查到白细胞和中性粒细胞增多，说明有细菌感染，宜用温病方法施治。又如肾炎患者常查尿，只要有蛋白和红、白细胞，就认为还有隐邪，须继续治疗，直至尿检完全正常。

李克光不仅诊断时注重参考西医学检查结果，而且在判断临床疗效时，也往往以西医学的相关检查结果作为主要依据。如糖尿病患者经过治疗后不仅症状消失，而且要看其化验结果，必须血糖、尿糖恢复正常持续 3 个月不反复才算真正痊愈。肾炎患者治疗后不仅肉眼血尿看不见，而且须经多次化验，小便隐血试验持续阴性才下治愈结论。这样的治疗结果，才能令人信服。

有人问：何以要如此大费周折呢？李克光解释：生活在 21 世纪的中国人，生了病自然中、西医都看，这是不争的事实。特别是知名度高的医生，遇到的患者亦愈多愈复杂，往往遇到这样的情况：患者一来，也带来了大叠大叠的西医检查单据及病历，或中药处方，希望医生仔细看看，以便了解他疾病发展的全过程，以及以往的诊断结论和施治情况。医生应耐心研判，参考并借鉴别人的经验教训，才能为自己的辨证施治打开成功之门。当然，这也给医生提出了更高的要求：不但精通中医，还需要具有较高的西医学素养，否则那一整套化验单已经够医生消受得了。当然，还要求医生有包容百家的胸襟和胆识。

中药由于加工方法、制剂工艺、给药途径等原因，不尽适应某些治疗的需要。李克光主张根据临床实际，请西医配合，有条件地使用西药，常常取得更好的效果。如在治疗小儿上吐下泻的中毒性消化不良时，他建议用中药蚕矢汤内服，同时配合输液，尽快消除患儿因丢失大量液体而产生的水电解质紊乱，致使数百例患儿均获得显效。在四川医学院工作时，李克光经常参加结核病室和传染病室许多危重患者的会诊。临床实践证明，中西结合，取长补短，比单用一法的效果有时会好许多，而真正要做到两者有效结合，是需要勇气、肚量和经验的。李克光充分尊重西医学的科学性，以中医为主，西医为用，不泥于斯、困于斯，起到了良好的示范作用。

十、教授《内经》，几点体会

1. 正确处理与中医基础理论课程的关系

李克光指出，学习《内经》并掌握其理论，对于学好其他中医课程及指导临床，均有重要意义。但由于历史条件的限制，《内经》原文不仅文字古奥难解，而且从各篇章的系统性、逻辑性看，均不适宜用作中医初学者入门的教材。"文化大革命"前相当一段时间，新生入校就开设《内经》课，教和学双方都很吃力，结果费时颇多而收效不大，这一教训值得汲取。"文化大革命"后开设的中医基础理论课，将《内经》中关于阴阳五行、脏腑经络、病因、诊法、治则等中医基础理论，结合后世的发展，再系统整理，用现代语言加以阐述，便于初学者入门，较快掌握中医基础理论，这种做法应加以肯定。但中医基础理论课并不能完全代替《内经》课，作为高校培养的中医专门人才，学习中医基础理论课后，进一步选学《内经》部分原文，更深入地理解、掌握中医理论体系，培养阅读古医籍能力，这对整理发掘中医学遗产、提高辨证论治水平，仍十分必要。李克光认为重点应放在使学生对已学过的基本理论得到进一步提高，不然，易形成两门课之间烦琐的重复。至于有些经常被引用的理论性较强的原文，即使和中医基础理论课有重复，在《内经》课也仍有作为重点讲授的必要。因这些《内经》原文文词简练，概括力强，能够起到加深理解和便于记诵的作用，甚至铭记终生。

2. 注意理论联系实际，强调学以致用

讲《内经》决不能只满足于训诂的方法或从书本到书本的烦琐考证方法，必须联系实际，结合临床运用加以讲述。而《内经》的理论体系既然对后世中医学术的发展有深远的影响，那么在讲原文时则应尽可能联系到后世中医学的发展及当前中医理论研究的新动向，力求做到整理提高，而不应局限在《内经》原有的内容和水平上。如李克光讲授《素问·阴阳应象大论》中"壮火之气衰，少火之气壮，壮火食气，气食少火，壮火散气，少火生气"时，首先讲清原文本义，壮火是过亢之火、病理之火，是指人体功能活动过度亢盛，少火是平和之火、生理之火，是指人体正常生理活动。过亢之火能耗散元气，故火太盛则气反衰；平和之火能生长元气，故平和之火气反壮。再联系到后世李东垣"火与元气不两立"的论述，扼要指出东垣用补中益气法以治气虚发热的成就，其理论根据即来源于《内经》。李克光认为择要介绍这些内容，能广开思路，有助于学生独立思考，举一反三。

3. 引用历代注家注释问题

隋唐以降，历代各种注释《内经》书籍，都是学习和研究《内经》的参考文献，其中许多见解和发挥对学习和理解《内经》原文是很有帮助的。老师在讲课时适当引用，很有必要，这本身也属于继承发扬整理中医学遗产的范畴。因《内经》的经典地位，影响所及，注家潮涌，这就给后学者带来困惑：这么多注文，

对同一问题常有不同的看法和学术观点，应如何对待？李克光的看法是广采博收，择善而从。

如有的注释，其理论性较强或实践意义较大，甚至已被公认为中医学的名言警句，则应作为重点，加以搜集整理。李克光举王冰在《素问·至真要大论》中明注"壮水之主，以制阳光""益火之源，以消阴翳"为例，其注文字句句精练，说理透彻，真不愧是千古名注！它阐明阴虚导致阳亢，应当滋阴潜阳，阳虚导致阴盛，应当益火消阴，以达治病求本之目的。

对于各家注释中的不同见解，甚至争论较大者，李克光认为更应深入探讨之，通过比较鉴别，才有可能判明其间优劣，切不可轻率地认为"众说纷纭，莫衷一是"而不了了之。

如"二阳之病发心脾"，王冰注释词义平允，文理亦佳，后世多宗其说，而张景岳注恰恰与王注相反。但证之临床，尤为常见，腑病可以传脏，脏病何尝不能传腑？故景岳此注于王注大有发挥，二注不妨并存。研究医经，汲取历代注家中不同见解，对其合理内涵，可以兼收并蓄，这在中医史上一直有着优良传统。

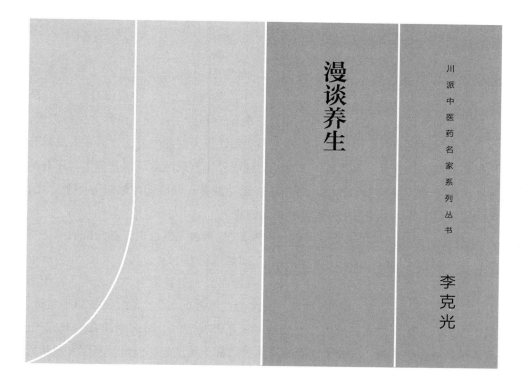

漫谈养生

川派中医药名家系列丛书

李克光

　　李克光出身世医家庭，学验俱丰。他常引用医圣张仲景在《伤寒杂病论·序》中之言："医者上以疗君亲之疾，下以救贫贱之厄，中以保身长全。"医生要对上对下能治疗救人，并且懂得自己的保健和养生长寿。在养生保健方面，李克光不仅提出了自成体系的养生理论和实用性很强的养生方法，其本人更是养生保健的积极倡导者、实践者。李克光的健康养生不只注重于饮食养生，还有精神、道德修养，特别强调养心，另外还有运动健身、顺应四时起居等各个方面，尤为重视健康养生，注重精神修养和运动健身。

　　"养生"一词，最早见于《灵枢·本神》"故智者之养生也，必顺四时而适寒暑，和喜怒而安居处，节阴阳而调刚柔，如是则僻邪不至，长生久视"。传统的养生观点首先强调了"调和阴阳"，在《黄帝内经》里首先有"生之本，本于阴阳"，又说"阴平阳秘，精神乃治"。其次为"填补元气"。人的元气源于父母，藏于体内，为生命之本。而人之一切活动无不消耗元气，故而用药食填补元气。身体是最重要的本钱，没有了健康的身体一切都无从谈起。但是，养生究竟从何做起？有些人只知道盲目地吃些有营养的东西，对于如何合理地搭配自己的日常饮食及注重饮食习惯，其实并没有太多深入了解，可以说大部分人对养生保健知之甚少。中医将养生的理论称为养生之道，而将养生的方法称为养生之术。养生之道，基本概括了几千年来医药、饮食、宗教、民俗、武术等文化理论，其内容不外以下四点，即顺其自然、形神兼养、动静结合、审因施养。

一、养生方法

　　李克光的养生方法主要有以下几个方面。

　　1.神养包括精神心理调养、情趣爱好调养和道德品质调养等方面，多涉及中医文化、宗教文化和民俗文化内容。

　　2.行为养包括衣、食、住、行和性生活等生活起居行为，并且随着一年四季、一天24小时的变化而因应调养。

　　3.气养主要为医用健身气功的"内养功"，多涉及中医文化、民族文化和武术文化内容。

4. 形养主要包括形体锻炼及体育健身活动，多融合了医学文化和体育健身文化内容。

5. 食养为中医养生之术的重要内容之一。其应用范围较广，适应人群也较多，主要内容为养生食品的选配调制与应用，以及饮食方法与宜忌节制等。其内容包括医、药、食、果蔬、酒以及民族风情等文化。

6. 药养主要内容为养生药剂的选配调制。其选药多为纯天然性植物药、动物、矿物药，其制法多为粗加工调制，近年大大突破了膏、丹、丸、散等传统方式，丰富了制剂、给药途径。其中药剂型也多与食品相融合，因此，中医常有"药膳"之说。

7. 术养是以上养生之术以外的一种非食非药的养生方法，即利用推拿、针灸、瑜伽、呼吸吐纳、沐浴、熨烫、熏蒸、磁疗、器物刺激等疗法进行养生。

李克光常言："高明的医者，应知不病之法。已病而后治之，乃不得已而为之。病有浅深，病浅而治之易，病深而治之难，更有病入膏肓者，则司命无可奈何矣。故上古圣人反复垂训：不治已病治未病。是养生之义，乃顾惜生命之第一要义。"李克光深谙养生之道，并身体力行，至今已90余岁，仍耳聪目明，步履矫健，思维敏捷。他从四川省政协副主席岗位退休之后，当地的老年大学、社会团体及一些企事业单位，常请他做养生专题讲座，他总是信手拈来，侃侃而谈，一讲就是两三个小时。

二、养生思想

李克光的养生思想主要是顺应自然、养神与养形兼顾，方法多样。

1. 顺应自然

李克光说："天地合气，命之曰人，是人禀天地之气生。人得天地之气全，故为万物之灵。所以生命的过程是一个自然而然的过程，我们所要做的就是顺应这一过程，不去人为地干预它，就能尽其天年。"那么，怎样才是顺应自然呢？李克光强调，要力争做到如下几点。

（1）心无所扰　心无所扰，即保持清静无为之心，不为外界所扰乱。李克光常说："人有七情五志，难免为外界所扰。怒喜悲忧思恐惊，人之常情也。然经言：百病生于气也，怒则气上，喜则气缓，悲则气消，恐则气下，惊则气乱，劳则气耗，思则气结。情志过激，则扰乱心神，神动则气随之而动，故致气血紊乱，百病之所由生也。"道理虽然如此，但要做到内心清静却非常困难，尤其是当今物欲横流、充满竞争的社会中，充斥于人们内心的皆是功利之心，竞逐名利，忘躯徇物，故疾病丛生，如忧虑抑郁等所谓现代社会病，发病率越来越高。有统计结果表明，亚健康状态大约占人群的 90%。一言以蔽之，皆由心不清静所致也。李克光深知清静心于养生的重要，故常怀平常之心、喜舍之心，不以物喜，不以己忧，严于律己，宽以待人。李克光共事多年的同事、他的学生，甚至是家人，都异口同声地说：很少见他有情绪激动的时候，也少有听他说过带情绪的话，他不轻易指责别人，随时保持良好的心态。

（2）随遇而安　李克光把自己看成是普通的人。他在医院当过李斯炽老院长的院长助理，又当过中医基础理论、内科、金匮要略教研组的组长，还当过成都中医学院副院长。但 20 世纪 70 年代，需要他带学生，他又以身作则，带习带教，与学生一起门诊、上课，还亲自到十多里外的病家看望患者，获得病家的高度评价和尊敬。

李克光住西安北路时，左邻右舍前来看病，从不收分文。哪怕是在吃饭时有人来诊，他也把碗一放，看完病再吃，有时还把家中自制丸药分给患者救急用。

（3）无欲无我　李克光本在李斯炽诊所看病，每天不下百人，诊金可观。但市卫生局发出号召：求有德者去救治钩端螺旋体病。李克光主动前往，放下自家的门诊，毅然前去，完全不怕自己被传染。此后，他又到市郊农村救治水肿患者，都是舍己为人，无欲无我。他还用治水肿大锅汤治好大范围水肿，挽救了大批患者的生命，受到上级和患者的赞扬。他曾说："当医生就不要赚钱，想赚钱就不要当医生。"他说到了，也做到了。

（4）起居有常　李克光认为，日出而作、日落而息乃日常起居的基本要求。每天健康生活要做到：一定要吃好 3 顿饭；一定要睡好 8 小时觉；每天坚持运动半小时；每天要笑，身心健康；每天一定要大便；一定要家庭和睦；不吸烟，不酗酒，每天健步走。现在都市人呼吸着被污染的空气，吃着"有毒"的食品，残留着化肥、农药、杀虫剂的果蔬肉类。过着工作紧张、人际关系复杂、缺少体育锻炼、应酬交际过多、抽烟、饮酒、熬夜等不良生活；长期处于高压、紧张、焦虑情绪之中，五脏六腑难免出问题，这都是不良生活习惯导致的疾病。长期昼伏夜出或不分昼夜地劳作，甚至通宵玩乐都是养生之大忌。

李克光认为，人们应养成早上按时起床、中午稍事小憩、晚上按时睡觉的习惯。尽量避免春困、夏烦、秋燥、冬懒，尤其是秋冬两季，既不要贪睡恋窝以免整天没精神，也不要过早起床晨练吸入雾气中的有害毒物。小憩养神最好卧床，伏案或坐卧沙发皆对颈椎、腰椎不利。晚上不要熬夜，尤其是老年人更不能熬夜，一般晚上 10 时许应上床休息。文武之道，有张有弛。不会休息的人就不会工作。把握好休养生息，才能保住精气神，也才能保持旺盛的生命力。

2. 养神与养形

李克光十分强调人身的形神关系，他常说："人之一身，形为神之居，神为形之主。形神和合，则健康无病，稍有不和，则疾病生焉，形神相离则死矣。"所以养神与养形同样重要，不可偏废。

（1）养神 李克光将养神放在养生的重要位置，心静神安、福寿永存，"失神者死，得神者生"（《灵枢·天年》），故养生尤重调神。精神的变化对人体五脏六腑都有影响，这一观点现在越来越受到重视，喜怒无常、思虑太过都会伤神。调节人的情绪变化，在中医中称为"补神"。《黄帝内经》中说"起居有常，不妄作劳"，即四季的作息时间与劳役要适度，防止"过用病生"。适度的睡眠亦能养心神、添精力。李克光对此积累了丰富的经验，有着许多精辟的论述。

第一，调情志。人是有感情的，也是理智的。当人们冲动的时候，要善于控制自己的感情，要做驾驭自己感情的主人。如过喜要收敛与抑制；激怒要及时疏导，使自己平静下来；忧愁宜释放与自解；悲伤应转移与适度娱乐。只有处事不急不躁，心平气和，顺其自然，做到内心和谐，才能"心静神安，福寿永存"。若心火太盛，则恐为"诸躁狂越"，酿成大祸。心静则神安，神安则脏腑气血和调，邪亦难犯，自有益于延龄益寿。另外，养静与机体的真气状态密切相关。养静藏神，真气无伤，抗病力自然就强，有利于防病抗衰，亦如《素问·上古天真论》所说："恬淡虚无，真气从之，精神内守，病安从来。"

一生淡泊养心机乃养生之最高境界。心要静，凡事不可虚浮，遇事不可烦躁，处之泰然。不因实现某个目标或获得某种利益而忘乎所以，骄傲自满，失之坦然；不因未实现某个目标或获得某种利益而灰心丧气，耿耿于怀。争其必然，凡经过努力可以实现的目标或获得的利益，要积极奋进，勇于争取；顺其自然，说话做事要符合客观规律。生活中要有知足常乐的心态，心要宽，为人处世豁达，不斤斤计较，不固执己见。宽以待人，严于律己，谈笑之间泯仇怨。养心要心胸宽阔，遇事不怒，想得开，放得下，始终保持心情的平和。对人与事，不要斤斤计较，要多为他人着想。过喜伤心，过怒伤肝，忧伤脾，悲伤肺，惊恐伤肾，要保持正常的七情。养心要心静自然，自己做不到的事情，不要过度追求，要知足常乐。养心要勤用脑，要不断学习，不断接受新事物。当然用脑过度也是养生的大忌。

第二，重养性。李克光强调"养生莫若养性"。养性，是指加强道德修养，做到"清心寡欲"，排除一切杂念，使心地清纯如镜，从而康泰延年。

第三，慎劳神。《寿世青编·养心说》主张"未事不可先迎，遇事不宜过扰。既事不可留住，听其自来，应以自然，信其自去，忿懥恐惧，好乐忧患，皆得其正……此养生之法也"。这是告诫人们要正确对待生活中遇到的各种问题，既不为非原则的无端琐事而忧虑焦躁，也不为一时得失而牵肠挂肚。如果经常焦躁不安，患得患失，便会伤神毁志，损精耗气而亡神。

第四，不贪得。老子《道德经·四十四章》说："知足不辱，知止不殆，可以长久。""知足""知止"，是让人们不受利欲的引诱，没有过分的奢求，这样做既不是什么耻辱，也不会有什么危害。否则，为了享乐而追名逐利，贪婪无度，只能是心劳日拙，给自己背上沉重的思想负担，损神折寿。

第五，寻寄托。《寿亲养老新书》说："凡人平生为性，各有所嗜之事，见即喜之。"龚廷贤《寿世保元》中亦说："诗书悦心，山林逸性，可以延年。"兴趣广泛，良好的心理影响生理，机体各种生命节律与自然相和谐，无形中提高生命质量、生命活力，因而能益寿延年。

（2）养形 李克光认为，养形有多种方法，如动静结合、慎避风寒、食药养形等。

1）动静结合：动形包括散步、跑步、骑自行车、游泳、传统健身术等内容。早在春秋战国时期，体育运动已经作为健身、防病的重要手段，如《庄子·刻意》云："吹呴呼吸，吐故纳新，熊经鸟申，为寿而已矣。此导引之士，养形之人，彭祖寿考者之所好也。"说明当时用导引等健身方法运动形体来养生的人，已经为数不少了。《吕氏春秋》中更明确指明了运动养生的意义："流水不腐，户枢不蠹，动也。形气亦然，形不动则精不流，精不流则气郁。"这里用流水和户枢为例，说明运动的益处，并从形、气的关系明确指出不运动的危害，动则身健，不动则体衰。《黄帝内经》也很重视运动养生，提倡"形劳而不倦"，反对"久坐""久卧"，强调应"和于术数"。所谓"术数"，据王冰注"术数者，保生之大伦"，即指各种养生之道，也包括各种锻炼身体的方法在内。

现代科学研究证明，经常参加适度的运动锻炼，对机体有很多好处：①促进血液循环，改善大脑的营养状况，促进脑细胞的代谢，使大脑的功能得以充分发挥，从而有益于神经系统的健康，有助于保持旺盛的精力和稳定的情绪；②使心肌发达，收缩有力，促进血液循环，增强心脏的活力和肺脏呼吸功能；③增加膈肌和腹肌的力量，促进胃肠蠕动，防止食物在消化道中滞留，有利于食物的消化吸收；④促进和改善体内脏器自身的血液循环，有利于脏器的生理功能；⑤提高机体的免疫功能及内分泌功能，从而使人体的生命力更加旺盛；⑥增强肌肉关节的活力，使人动作灵活轻巧，反应敏捷、迅速。

李克光认为人类的进化始于直立行走，行走是一种摆幅运动，全身肌肉协调工作，促进血液循环。俗话说：人老先老腿，病从腿上来。因此要加强双腿的活动，以下3种方式最简单，也是最基本、最实用的。

第一是"走"。中医学认为"走为百练之祖"。李克光喜欢走动，尤其到中老年，90余岁的他经常从家中徒步到成都旧的古书市场，一逛就是两三个小时，可见其腿脚很有耐力。坚持走步锻炼，可以利用脚掌与地面的机械接触来刺激脚掌的穴位，激活经络，借以运行血气，营养全身，使人体各部分的功能活动保持协调平衡，达到防病治病、延年益寿的目的。

第二是"跑"。短跑对于青少年来说，可以有效提高人体运动在缺氧情况下的工作能力，发展无氧代谢能力；提高大脑皮层兴奋与抑制的交替速度，使反应速度加快，反应时间缩短，对发展速度、力量、灵敏等素质有积极的作用。长跑的特点是运动强度较小，持续时间长，能量消耗大，坚持长跑健身锻炼大有好处。它能增强和提高心血管、呼吸、神经等系统的功能，对某些慢性疾病也有体疗作用。健身长跑不受场地条件限制，易于开展，是一项可以终身受益的体育锻炼项目。

第三是"动"，可选择以下几种方式进行运动养生。①骑自行车：对心血管健康很有好处，同时可以使大腿变得更强健。但是要注意，以下三类人进行此项运动时需要加以注意：首先，男性不适合将骑自行车当成长期锻炼项目。因为自行车车座窄小，如果男性长时间骑车，睾丸、前列腺等器官受到长时间挤压会出现缺血、水肿、发炎等状况，从而影响精子的生成及前列腺液和精液的正常分泌，严重者甚至可能导致不育。其次，高血压、冠心病、疝气、脑震荡后遗症和癫痫病患者不适合经常从事这项运动，容易加重病情或出现意外。最后，青少年正处于生长发育阶段，骨质柔软，骑自行车锻炼应该注意正确姿势。②水上有氧运动：对于老年人和肌肉虚弱的人来说，水上有氧运动是一个极好的选择，可以防止在坚硬的地表上摔倒，并为身体提供支撑，通常为患关节炎的人所选用。水中有氧运动包括在齐腰到齐肩的水中做各种肌肉动作或行走。③游泳：游泳可以锻炼全身，而不施压于关节和肌肉，所以经常被推荐给肌肉和关节有问题的人。游泳者可以根据自身的节奏运动循序渐进，逐渐增加到每次持续游30分钟。另外，每次游泳最好不要超过45分钟。

2）慎避风寒："虚邪贼风，避之有时。"秋凉之时，随时添加衣物，严冬来临，要避寒就暖。同样，春天要避风邪犯人，夏天要规避炎热的气候，长夏避开暑湿的天气。这就顺应了时节，避开了不利的气候条件。因时制宜，养生保健。

《黄帝内经》云："恬淡虚无，真气从之，精神内守，病安从来。"保持安闲清静，心无杂念，真气顺从而守于内，疾病又从哪里能发生呢？

3）远离凶险之地：李克光年轻时体力好，精力旺盛，打拳、骑车锻炼、游泳、打排球等都是他喜爱的运动，而到中老年，这些喜欢的运动逐渐换成了走路等更安全实用的活动了。李克光年纪大了、体力不如从前了，就避开爬山登顶的锻炼方式，只和几个老友在山下散步或下围棋，不把自己置于凶险之地，能知进退。

4）寡欲葆精（移情易性）：移情，指排遣情思，使思想焦点转移到他处，或改变内心虑恋的指向性，使其转移到另外的事物上。易性，指改易心志，包括排除或改变其错误认识、不良情绪或生活习惯，或使不良的情感适度宣泄，以恢复愉悦平和的心境。李克光认为移情易性的具体实施方法有很多，如欣赏音乐、戏剧、歌舞，或读书吟诗、交友揽胜、种花垂钓、琴棋书画等，这些活动情趣高雅、动静相宜，可以起到培养情趣、热爱生活、陶冶情操、怡养心神的作用。人生际遇遭逢违乐之事在所难免，如能根据自身的素质、爱好、环境与条件，有选择地参加上述活动，常可逐渐自我解脱，保持积极乐观向上的情绪，从而起到抗衰防老的作用。

5）食药养形：平衡膳食是食养的根本。中国传统膳食结构强调"平衡膳食，辨证用膳"，提倡不同营养成分食物的互补。李克光对这一点有着深刻的认识，他常常说：五谷为养，失豆则不良；五畜适为益，过则害非浅；五菜常为充，新鲜绿黄红；五果当为助，力求少而数；气味合则服，尤当忌偏食、独食；饮食贵有节，切勿过量使用。他还强调"调理阴阳，阴平阳秘"的健康观、"药食同源、寓医于食"的食疗观、"审因施食、辨证用膳"的平衡膳食观，遵循"饮食清淡，素食为主""可一日无肉，不可一日无豆""粗茶淡饭，青菜豆腐保平安""食不可无绿"等平衡膳食原则。

李克光常用一些简单的药物与食物一起做成药膳服用，笃信药补不如食补。自己夏天爱吃绿豆稀饭、荷叶粥、海带或莲藕炖鸭子，认为这能清热解毒、凉血止血又富于营养。李克光喜饮绿茶，家中茶水不断，出门和回家都要喝。绿茶里面含有茶多酚和氟。药理研究证明，茶多酚可抗癌；氟能坚固牙齿，还能消灭龋齿，消灭菌斑。因此李克光每次吃完饭都坚持以茶水漱口，这样就把菌斑消灭了，而且能坚固牙齿。

李克光反对食不厌精，提倡多吃杂粮，粗细合理搭配。他经常吃煮玉米、红苕、土豆等，或将其切细煮干饭和稀饭吃，再配以各种时鲜蔬菜和水果。他从不挑食、偏食，这样才能"谨和五味，骨正筋柔，气血以流，腠理以密，如是则骨气以精，谨道如法，长有天命"。

6）其他：李克光爱好广泛，喜养花、养鱼，又爱好书法、音乐、棋牌等。

李克光家中养金鱼，常兴趣盎然地观看它们抢食时的姿态、漫游时的潇洒。书法伴随了李克光一生，少时学过颜、柳，以后又学欧阳询、赵孟頫的字，退休后仍每天练习2小时书法。李克光喜欢弹琴，常自弹自唱川戏、京戏。

李克光7岁开始学棋，已经下了80余年，棋友遍天下，美国、日本、韩国都有。他下棋要有一颗平常心，"世事如棋局"，做人也是一样，学好自控术，不能有贪心，名利与钱财皆身外之物。

三、四季养生及养生食谱

1. 春季

春季气温湿度适中，重在养肝。此时是人体新陈代谢较为活跃的时期，要特别注意起居劳作、精神调摄，顺应春天阳气生发、万物萌生的特点，使精神、情志、气血也能像春天那样舒展畅达、生机勃发。春季宜早睡早起，保持每天有充足睡眠；午饭半小时后应适当小憩，一般以半小时或 40 分钟为宜；房间注意通风，保持室内空气清新；坚持锻炼身体，根据年龄、体质，选择慢跑、散步、太极拳、保健操等锻炼项目。春季养生秘诀在注意保持体内的阳气。

李克光认为，养阳重在养肝。春季保肝十分重要，饮食做到均衡。

早春饮食取温避凉。早春应适当吃些春笋、香椿、菠菜、洋葱、荠菜、葱、姜、蒜、韭菜、芥菜等偏于温补的蔬菜和野菜，不能一味食用人参等温热补品，以免春季气温逐渐上升，加重身体内热，损伤人体正气；应少食黄瓜、冬瓜、茄子、绿豆等性凉食物。

晚春饮食宜清补，可以适当选择甘蔗汁、荠菜、百合、螺、鸭肉、苦瓜、紫菜、海带、海蜇、绿豆等平补食物，少食辛辣、黏冷、肥腻之物。

2. 夏季

夏季睡眠要顺应自然界阳盛阴虚的规律：早点起床，以顺应阳气的充盈规律；晚些入睡，以顺应阴气的不足。夏季多阳光，但不要厌恶日长天热，早晚凉爽时，仍要适当运动。夏季暑气伤身，动要适度。

夏季是阳气最盛的季节，此时也是人体新陈代谢最旺盛的时候，人体出汗过多而容易丢失津液，因此夏季饮食养生应该以清淡为主，避免伤津耗气。李克光认为，通过饮食调配，既可补充人体因大量出汗而导致的水及营养损失，又能有效避免肠道疾病的发生，同时还益于调节体温、消除疲劳。

夏季饮食宜清淡。夏季暑热，人的脾胃消化功能相对较弱，应适当吃些清热解毒的食物，蔬菜类如茼蒿、芹菜、小白菜、香菜、苦瓜、竹笋、黄瓜、冬瓜等，鱼类如青鱼、鲫鱼、鲢鱼等。这些食物能起到清热解暑、消除疲劳的作用，对中暑和肠道疾病有一定的预防作用。

夏季饮食宜补气。此时适当选择一些滋阴补气的食物，如胡萝卜、菠菜、桂圆、荔枝、花生、番茄等。多食杂粮、蔬果以寒其体，但生冷瓜果当适可而止，不可过食，以免过于寒凉，损伤脾胃。夏季心气旺盛，易伤人气阴。在这个季节里，应以补气养阴、清暑热为主，如冬瓜、西瓜、莲藕、苦瓜、鸭肉等，不宜多食温补、煎炸、滋腻厚味之品。

李克光喜用双耳羹、绿豆粥、鱼腥草凉拌青笋丝。双耳羹即银耳、黑木耳各10g，洗尽泥沙杂物，泡软分瓣，掺水适量文火炖数小时，至液汁稠黏滑腻，加入冰糖适量，再煮待冰糖充分融化后始成。双耳均味甘，性微寒，归肺、心二经，能润肺止咳、清心安神、养阴生津。对老年人、慢性病患者、身体虚弱者及职业用嗓者等比较适合。此外，黑木耳还可以使血不黏稠。

绿豆粥：绿豆30g洗净先煮开花，粳米300g洗净后下，加水适量。武火煮开，再用文火慢煮至豆烂粥稠，晾至微温再食。夏暑酷热难耐，加上潮湿闷热，心情烦躁，汗出口渴，甚至汗流浃背。此时往往胃口不佳，干饭难以下咽，绿豆甘凉之品，能清热消暑、利尿解毒，用于暑热所致的心烦口渴等症，最为恰当。

鱼腥草凉拌青笋丝：新鲜鱼腥草300g，去掉老干枯叶，洗净泥沙，晾干备用。青笋500g，去皮去叶，洗净晾干，切粗丝放少许食盐拌匀，再把青笋丝拧干，放入鱼腥草，随个人口味加入调料即可。鱼腥草是著名的广谱抗菌、清热解毒药，入肺经，对咯痰黄稠、咳嗽气喘、胸痛胸闷等呼吸系统疾病有良好的效果。

此外，荷叶粥、百合薏米粥，均是时令佳品。

3. 秋季

秋季旧病易发，调和阴阳宜养津，重在润肺。秋季气候处于"阳消阴长"的过渡阶段。立秋至处暑，天气以湿气并重为特点，故有"秋老虎"之说。白露过后雨水渐少，天气干燥，昼热夜凉，气候寒热多变，容易伤风感冒，许多旧病也易复发，故被称为"多事之秋"。

秋季阳气渐收，阴气渐长，此时人体也将顺应四时变化的规律，进入保护阴气的时节，在饮食方面应以防燥养阴、滋阴润肺为主。

入秋饮食宜甘润。宜多选甘寒滋润之品，如银耳、梨、葡萄、糯米、甘蔗、豆浆、莲藕、菠菜、猪肺等，这些食物有润肺生津、养阴清燥的作用。应少食葱、姜、辣椒等辛味之品。

秋季饮食宜滋补。秋季进补是中医养生要旨之一，为冬令进补打好基础，避免冬季虚不受补，可适当服用百合、石斛、川贝母等中药材，对于缓解秋燥有良效。

秋季宜少辛增酸。秋天要少吃一些蒜、韭菜、辣椒等辛味之品，以免伤及肺气；要多吃一些酸味的水果和蔬菜，可选择葡萄、芒果、山楂等酸味食品，以防秋燥。

李克光家中有着浓厚的中医传统氛围，他发现秋天气候干燥，大人、小孩中有人轻微咳嗽，就集体使用食疗方，买点梨，家中院子里的枇杷叶摘一把，桑叶、竹心取一些，新鲜的金银花叶子、枝、花朵放一点，炖一锅，放在凉台上，大家都可以饮用，既解渴，又预防感冒咳嗽等疾病。

4. 冬季

冬季寒气袭人，人体新陈代谢也随之变缓，虽说可以保存体力，但也降低人体抵抗疾病的能力。有关统计数据表明，世界上大多数地区的死亡率都以冬季为最高，此季也是心脑血管病、呼吸道疾病的高发时段。李克光认为，"冬者，天地闭藏"，即冬季万物闭藏，自然界阴盛阳衰，各种动植物都潜藏阳气，以待来春。因此，冬季养生应注重敛阴护阳：尽量早睡晚起，保持较长的休息时间，使意志安静，人体潜伏的阳气尽量少受干扰；坚持适当锻炼，但要注意做好充分的准备活动，锻炼后要及时擦干汗液；尤其要注意背部保暖，背部是"阳中之阳"，风寒等极易通过人体背部侵入而引发疾病，老人、儿童及体弱者尤其应注意避寒就暖。冬季是进补的好季节，进补要顺应自然，注意养阳。

冬季饮食宜滋补。冬季饮食养生的基本原则是要顺应体内阳气的潜藏规律，敛阳护阴。可适当选用羊肉、狗肉、虾、桂圆、栗子、甲鱼等食物；多吃些薯类，如甘薯、马铃薯等；多吃蔬菜类，如大白菜、白萝卜、绿豆芽等。

冬季忌食寒性物。冬三月百草凋零、冰冻虫伏，是自然界万物闭藏的季节，人的阳气也要潜藏于内，脾胃功能相对虚弱，若再食寒凉，易损伤脾胃阳气。因此，冬季应少吃荸荠、柿子、生萝卜、西瓜等性凉的食物。同时，不要吃得过饱，以免引起气血运行不畅，更不要经常饮酒御寒。

学术传承

川派中医药名家系列丛书

李克光

李克光医、教、研并举，先后在四川医学院（现四川大学华西医学中心）、成都中医学院（现成都中医药大学）、四川省中医药研究院（现四川省中医药科学院）等单位工作，桃李满天下，门徒众多。其培养的研究生有郑守曾（曾任北京中医药大学校长）、李继福（教授，现住新西兰）、汪士平（现居南非）等，均为一方人才。近者如下：

一、张家礼

张家礼（1941—　），原四川省万州市人。1965 年毕业于成都中医学院医学系，留校任教。1976—1977 年参加全国中医研究班学习，在全国知名《金匮》学家李克光的指导下，从事《金匮》的教学、科研和临床工作。1991 年任硕士研究生导师。

1993 年晋升教授。曾任成都中医学院《金匮》教研室主任、仲景学说研究室主任。兼任四川省中医药科技评审委员会委员（1990），《四川中医》第二届编委（1992），四川省中医学会第四届理事会理事（1992），四川省仲景学说专业委员会副主任委员（1993）。

主讲课程为《金匮要略》，开展"金匮要略哲学思想"学术讲座。1981—1984 年任全国金匮师资班（共三期）、助教班班主任及主讲。先后担任中医专业本科、中医理论提高班、函大班、西学中班及研究生的教学工作。他寓哲理于医理之中，主张教学要抓住 5 个基本环节：刻苦钻研，认真备课；启发诱导，善于解惑；语言准确、简洁精练；继承发扬，古为今用；传道授业，相辅相成。

1978 年以来，先后参加全国高等医药院校教材《金匮要略选读》《金匮要略讲义》，高等中医院校教学参考丛书《金匮要略》的编写及统稿工作；参加拟定全国普通高等学校中医学专业本科"金匮要略选读"课程基本要求；主编高等教育自学考试中医专业本科必考课程《金匮要略》大纲；主编《金匮要略教学图表集》，高等教育中医专业自学考试辅导教材《金匮要略》；任高等教育中医药类规划教材《金匮要略》副主编。

张家礼对内伤杂病、痰饮咳嗽病有丰富的治疗经验，擅用仲景学说的辨证论治方法指导临床。用经方治愈前列腺炎患者，受到患者称赞并赠送锦旗，有良好的医德医风。采集民间验方治疗颈椎骨刺病，取得较好疗效（"治疗颈椎骨刺的有效新方"1988年发表于《成都医学院学报》）。此外，他搜集整理了名老中医王文鼎、彭履祥部分医案医话。

已完成卫生部下达的《金匮要略论注》点校本（主校）古籍整理任务，科研项目"金匮要略哲学思想研究"。能运用辩证唯物主义和历史唯物主义观点指导《金匮》及中医古典医籍的整理与研究。主编的《金匮图解释要》，李克光评价："阅后的确使人耳目一新，纲举目张，条分缕析，实乃咀英嚼华，羽翼《金匮》教材之佳作也。"担任白话中医古籍丛书《金匮要略》副主编，《金匮要略译释》副主编。主要论文有《金匮》治疗学中的辨证法思想"张仲景养生康复五诀"《金匮》五行相制疗法及其应用"论吴棹仙《医经选》（上卷）的学术特色"金匮研究方法述评"等。

张家礼对《金匮要略》研究颇深，承李克光教授之学，喜用经方，认为运用之大法宜：方证相对者用原方不必加减；主证病机相类，兼证有所不同，则贵在灵活变通。

张家礼治疗各种疼痛，常根据疼痛部位选用药物。如病在上肢则用桂枝、羌活、桑枝、姜黄等，病在下肢用牛膝、木瓜、苍术等，腰痛用杜仲、桑寄生、川续断，项强或痛用葛根，背痛用狗脊，三叉神经痛用全蝎、僵蚕、川芎，坐骨神经痛用牛膝、威灵仙、细辛，关节疼痛用蜂房（兼治牙痛或哮喘）等。他认为，善用经方者，首先要对经方有深刻的理解，对其适应证的病因病机、主治证候及方药组成等要了然于心；其次要有一定的临床经验，辨证准确，抓住病机，方可使"方药"与"病机"相对，从而取得较好疗效。另外，针对兼证又要善于灵活加减，方能把经方用"活"。

二、马烈光

马烈光（1952—　），四川省都江堰市人。1969年参加医疗卫生工作，1977年毕业于成都中医学院，师从著名中医学家李克光教授。毕业后听从李克光教授安排在内经教研室工作，一直从事《黄帝内经》及中医养生学教学、临床及科研，为中医养生学科创始人、国家中医药高等学校教学名师、全国中医药文化建设先进个人、全国高等教育继续教育优秀教师。先后担任成都中医药大学资深教授、博士研究生导师、养生康复学院名誉院长、贵州中医药大学中医养生学院名誉院长、《养生杂志》主编、全国老中医药专家学术经验继承工作指导老师、国家中医药管理局重点学科"中医养生学"学科带头人、国家中医药管理局养生健康产业发展重点研究室学术带头人、国家自然科学基金委员会评审专家、国家中医药管理局首届文化科普巡讲专家及评审专家、中国教育网络电视台健康台专家委员会主任委员、四川省名中医、四川省中医药学术与技术带头人。兼任世界中医药学会联合会养生专业委员会会长等职；应邀担任国际药膳食疗协会执行会长、世界健康促进联合会名誉会长，《环球中医药》、香港《紫荆养生》等杂志顾问。

主持、主研10余项国家级及部省级科研项目；连续主编中医养生学类"十一五""十二五""十三五""十四五"本科国家规划教材及研究生、来华留学生规划教材共9种，主编《中医养生大要》等专著40余部；在国内外期刊公开发表论文200余篇；常受邀赴美国、日本、英国、德国、法国、荷兰、瑞士、新加坡等国及我国港澳台地区讲学。

李克光的中医教育理念和方法，尤其是中医养生对马烈光产生了深刻影响。他主张立足于中医经典的研习，强调业医欲要彻悟中医真谛，就必须首先精研《内经》，"思求经旨，演其所知"，否则，就犹如无源之水、无本之木，也就难成大器，难医大病，难为大医。马烈光在《内经》养生学术研究方面颇有造诣，深得李克光教授真传。深悟《内经》不仅标志着中医学术理论体系的建立，而且是养生史上的一块里程碑，对养生学的形成和发展起到了承前启后的重要作用。

他倡行李克光的"形与神俱养怡百年"思想，认为形与神是生命活动整体不可分割的两个方面。形，是人体一切有形之质的概括，又称形体；神，是指人的精神活动及功用。

明代大医学家张景岳在《类经》中说："形者神之体，神者形之用；无神则形不可活，无形则神无以生。"形与神，二者相辅相成，不可分离，形健神旺是正气充沛、身体健康的标志。中医经典《黄帝内经》中把这种关系称为"形与神俱"，并提出了要达到这种健康状态的许多具体法则。

（1）养神全形　对人体功能起着主宰和调节的作用，精神活动的异常变化会影响人体功能，使气机发生紊乱，从而造成精神和躯体的疾病。三国时期嵇康就在《养生论》中说："夫服药求汗，或有弗获，而愧情一集，涣然流离；终朝未餐，则嚣然思食，而曾子衔哀七日不饥。"这充分说明了人之"神"对形体的主宰作用。因此，养生之养形要特别重视对精神的调养。《素问·上古天真论》说："精神内守，病安从来。"养神的具体方法，是要做到"恬淡虚无""无恚嗔之心""以恬愉为务"，即减少过度的欲求，保持精神愉快，情绪乐观，从而达到"精神不散，形体不敝"的目的。养神还要"志闲而少欲"，增强抵御外界不良刺激的自控能力。不良的精神刺激会危害形体健康，甚至会导致"五脏空虚，血气离守"的严重后果。只有"不惧于物"，维持良好的心理状态，精神情志少受，甚至不受外界扰动，才能促进形体的健康。

另外，人一生中不可能永远保持精神状态的"古井不波"，难免会在外界因素的影响下产生喜怒忧思悲恐惊的"五志"变动。养神要严防大怒、大喜等，五志超过常人承受能力则会引起情志疾病。因此养生者还应该培养一些良好的兴趣爱好，如琴棋书画、园艺、种花养鸟、旅游、运动、健身等，以使自己在情志波动时，能通过这些兴趣爱好而很快转移注意力，调节情绪回归正常状态。

（2）养形安神　形健则神旺，《类经》中说："故欲养神者，不可不谨养其形。"在这方面，中医养生提出了很多行之有效的方法。

其一，慎起居，适劳逸。起居关系到形神的调节，"起居有常"才能保证健康，精力充沛，精神旺盛。"常"除了指注意作息有规律外，还有适应性。养生尤其不能忽视人体的作息时间对四时气候变化的适应性调整，做到内外环境相统一。养生的"劳逸结合"，要做到的是"形劳而不倦"，就是适当劳动或运动而不致感到疲倦，不过度地劳心、劳力。所以，起居有规律和劳逸适度是保持精充气足神旺不可缺少的要素。

其二，注意饮食调节，尤其注意防范饮食不节、五味偏嗜对人体健康的危害。近年来，饮食与健康的关系已引起了人们的普遍重视，饮食结构合理、饮食搭配适当、全面膳食等理念已为人们所熟知，甚至可以说，人人都是家庭的饮食保健师，这是生活在这个时代养生者的幸运。

其三，节欲保精。古人说"皓齿蛾眉，伐性之斧"，这句话虽然有几分偏颇，但也是前人留给我们的忠告。所以《素问·上古天真论》把"醉以入房，以欲竭其精，以耗散其真，不知持满，不时御神"列为早衰伤身的重要因素，当为养生者所时时警惕！稽康之《养生论》中说："修性以保神，安心以全身……又呼吸吐纳，服食养身，使形神相亲，表里俱济也。"养生应从形与神两方面入手，达到"形与神俱"的理想生命状态，如此则能"年皆度百岁而动作不衰"。此诚可谓养生者的不二法宝啊！

李克光教授"心动不如行动"的养生思想在马烈光这里得到发扬。他曾在文中写道：人生在世，富贵、名利是多数人为之心动的目标。人们羡慕成功者，就在于成功者代表的是对人生目标的成功追求，代表的是对理想的一种实现。然而，人人都有远大的理想，成功者却寥寥无几，原因何在。《礼记·中庸》中说："人一能之，己百能之；人十能之，己千能之。"这句话准确地点出了成功者的最大特点，即有着超乎常人的践行决心和实际行动。

生命健康，更是人生的一大追求目标，甚至是中华儿女千年来最令人心动的人生目标。然而，好养生者众，能得道者少，古今寿逾九旬且少病痛者更是寥寥无几。古人对此叹"神仙本是凡人做，只为凡人不肯修"。一句话切中肯綮，点出了这种现象的原因在于"不肯修"，即不能很好地践行养生。所以对于养生，"坐而论道，不如起而行之"，心动不如行动。

首先，行动是实现心动目标的根本保障。俗话说："岸上学不好游泳，嘴里说不出庄稼。"不论心动于福寿绵延，还是心动于健康少病，都必须将这些美好的愿望落实于实践，才能得到理想的效果，所以行动是实现心动目标的保障。《道德经·第六十四章》说："千里之行，始于足下。"养生之理亦然，纵有千里之志，还要脚踏实地，才能一步步实现，才能一步步接近那个目标。

其次，行动是检验心动内容的唯一标准。南宋长寿诗人陆游说："纸上得来终觉浅，绝知此事要躬行。"当今时代，信息爆炸，其实日常生活中可以十分便捷地获取养生知识。但是这些海量的信息究竟哪些适合于自己，哪些对自己效果很好，哪些对自己效果不明显甚至有副作用，这些都需要在实践中进行检验和鉴别。"实践是检验真理的唯一标准"，确为金玉良言。

另外，很多养生理念是否正确，也需要在实践中进行验证。如生活作息规律、各年龄阶段养生要点、养生观念、养生指导原则等，这些理念、认识是否符合个体生命发展规律，是否能有效指导个体养生实践，也需要在养生践行中体察并进一步完善。古人对此总结为"药无贵贱，中病者良；法无优劣，契机者妙"，值得学习体味。因此，要了解令人心动的养生理念与方法是否科学，就要将其付诸实践，在实践中进行检验，正所谓"博闻而体要，广见而善行"。

马烈光长期随李克光侍诊，故其临床辨证用药颇得李老真传。在长期临床实践中，马烈光极力倡导业医应谨遵"上工治未病"的思想，认真在临床开展《内经》以降的养生学术及其实际应用研究。

三、李继明

李继明（1958—　　），四川省成都市人。1986年毕业于成都中医学院，师从著名中医学家李斯炽、李克光，现为成都中医药大学医史博物馆馆长。

李继明长期从事中医古籍文献及中医文化研究，承担和完成了多项国家及部省厅局级科研课题，2000年获硕士研究生导师资格，讲授"中医文献学""医古文""中国传统文化"等课程，编写的古籍整理专著有《景岳全书》《遵生八笺》《叶天士医学全书》《中华大典·医学分典》《中医中药入门一本通》等，还有《百年百名中医临床家丛书·李斯炽》《中国中医昆仑·李斯炽卷》《四川中医药史话》《羌族医药》等专著。担任"十一五""十二五"国家级规划教材《中医文献学》《实用中医信息学》副主编。目前任中华全国中医学会医古文分会常务委员，四川省中医药学会医史文献专业委员会主任委员。

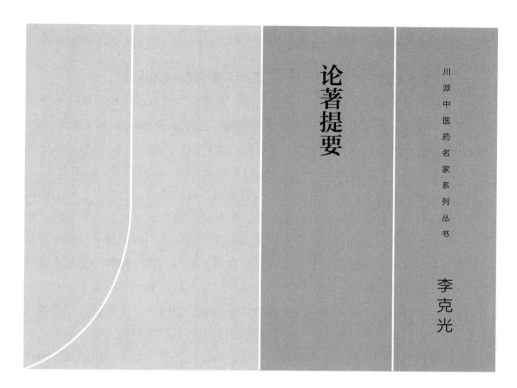

论著提要

川派中医药名家系列丛书

李克光

1.《李斯炽医案》第一辑（1978，成都中医学院内部印刷）

本书共收集了 101 个临床上常见的病例，是用中医辨证施治的方法，取得了较好疗效的验案。其中有一些比较简单的病例，因疗效显著，也一并整理出来，供初学者参考。整理这本医案的目的是帮助广大初学中医的同志尽快地掌握中医的辨证论治法则，并运用到临床中去，从而更好地诊断、治疗常见病和多发病。

鉴于中医病名极不统一，有的是以病名命名，有的是以症状命名，有的则病因症状兼而有之，有的是以证候群来命名，有的则是一个病名而有几种概念，有的是一种病而有多种名称。凡此种种，使初学者感到含混不清。为了使初学者易于阅读，本书对每个病种基本上采取以症状命名，在每一具体病案中，基本上按病理分型，这样能使读者一目了然。

目前，中西医两个学术体系尚未完全贯通起来。中医的一个病种，很难说绝对相当于西医的某种病。本书中各个具体病例曾经西医检查确诊为某种病者，一律注明西医病名。这仅是对个别病例说明的，请读者不要误认为中医的这种病就等于西医的某种病，而机械地加以套用。

本书所搜集的病案多是门诊随笔记录，原案对理法方药大多未做细致分析。为了补充原案说理不足的地方，在整理中，每一病案后面都加用按语，使初学者易于了解该病案是如何辨证论治的。按语中一般从症状、脉舌入手，分析病因病理及遣药根据。有的病案复诊次数多，如病机转化不大的就做综合分析，如病情较复杂能分出阶段的，则按阶段做出分析。

2.《李斯炽医案》第二辑（1983，成都中医学院内部印刷）

本书共收集了 105 个病例。这些病例大多是久治无效的慢性疾病，经辨证施治后取得了显著疗效。105 个病例绝大部分是斯炽公亲手诊治的，由于在他去世前几年手书不便，因此少部分病例是在他指导下治愈的。

本书主要供中医临床工作者参考使用，故病例的命名、文字的体裁、理法方药的分析、古典医籍的引述等，一般保持中医的传统形式。对曾经西医检查确诊为某种西医病名的案例，在中医病名下面加以注明，以便对照参考。为了使读者易于明了和掌握斯炽公对中医理法方药的运用，本书对每一个病例都采用夹叙夹议的写法，一般在初诊时做详尽的分析，如病理变化不大，复诊时仅做简要的补充叙述，以免过于冗赘。

本书大部分病例在斯炽公生前即已脱稿，并经过他亲自审阅，全书完成后，又由李克光进行了全面审稿和补充。

3.《金匮要略讲义》（1985，上海科学技术出版社）

《金匮要略讲义》是由卫生部组织各有关中医学院集体编写的教材，供全国高等医药院校中医专业试用。

本书以宋代林亿等诠次、明代赵开美校刻的《金匮要略方论》为蓝本进行编写。为了保持该书原貌，仍然保留"金匮要略方论序"，并用"附录"列杂疗方等3篇于书后，以供研究参考。

至于各篇名称和顺序，仍按原书不变。各篇之首均加"简介"，之末均有"结语"。每条均有释义。此外，根据需要加用校勘、词解、按语、选注、医案举例项目。书末列"选注书目简称表"，并附加"方剂索引"（顺序按首字简体笔画排列）。

本书的绪言及脏腑经络先后病脉证第一、胸痹心痛短气病脉证并治第九、五脏风寒积聚病脉证并治第十一、惊悸吐衄下血胸满瘀血病脉证治第十六、疮痈肠痈浸淫病脉证并治第十八，由李克光撰写；百合狐惑阴阳毒病脉证治第三、痰饮咳嗽病脉证并治第十二、消渴小便利淋病脉证治第十三、水气病脉证治第十四，由杨百茀撰写；痉湿暍病脉证治第二、肺痿肺痈咳嗽上气病脉证治第七、腹满寒疝宿食病脉证并治第十、趺蹶手指臂肿转筋阴狐疝蚘虫病脉证治第十九，由殷品之撰写；疟病脉证并治第四、中风历节病脉证并治第五、血痹虚劳病脉证并治第六、奔豚气病脉证治第八、黄疸病脉证并治第十五，由张谷才撰写；呕吐哕下利病脉证治第十七、妇人妊娠病脉证并治第二十、妇人产后病脉证治第二十一、妇人杂病脉证并治第二十二，由周夕林撰写。

4.《黄帝内经太素语译》（2005，人民卫生出版社）

《黄帝内经太素》是分类编写、研究、注解《黄帝内经》的早期典籍，在医学史上与《黄帝内经》《难经》齐名。因该书年代久远，义理精深，文辞古奥，习读困难，故对其进行语译，名曰《黄帝内经太素语译》。

本书以人民卫生出版社2005年出版的李克光、郑孝昌主编的《黄帝内经太素校注》为底本，语译《黄帝内经太素》原文而成。全书 30 卷（缺卷第一、四、七、十八、二十），仍保持《黄帝内经太素》的体例、分类。对全书每卷原文中的生僻古奥字词或中医术语，在自然段末予以注释。语译工作是本书重点，以直译为主，间或参以意译。全书译文深入浅出，晓畅通达，既反映了原书原意，又便于读者学习研究，是语译《黄帝内经太素》的上佳之作。

　　《黄帝内经太素》是我国隋唐时期杨上善（以下简称杨氏）辑注的一部珍贵古医籍。它合《素问》《灵枢经》于一书，分门别类地进行了编次并予注释；其所引《黄帝内经》原文在现存医籍中最为近古，杨氏之注亦多精辟独到之处，故能卓然自立，垂范千秋，为历代学者所推荐。但是，《黄帝内经太素》的经文和注文都是用古汉语记载而流传至今的，的确年代久远，文辞古奥，很难直接读通。为了让更多的人能读懂此书，理解其意，作者历经数载，稿凡屡易，完成了对《黄帝内经太素》的语译。在语译过程中，采用了以下方法：

　　第一，原文部分以人民卫生出版社 2005 年出版的《黄帝内经太素校注》为底本。

　　第二，对原文中难解字词，分别做了简要注释。

　　第三，对原文，凡此前由人民卫生出版社出版的《黄帝内经太素校注》中据改、补、倒者，本书均予径录；凡上述校注本注明"义胜""是"者，均直接作为原文。

　　第四，鉴于《黄帝内经太素语译》与《黄帝内经太素校注》属于姊妹篇，故在解词、析义方面，力求一致。

　　第五，按《黄帝内经太素》原文顺序，分段语译。

　　第六，译文尽量做到忠实原著，措辞准确，雅俗兼顾，注意突出杨氏注释特色，凡有杨注者以杨注为主，无杨注或杨注不确者，参其他《黄帝内经》注本语译。

　　第七，语译从原著的实际情况出发，如直译较意译为好则直译，如意译较直译为佳则意译，视具体语境而定，以期收到更好的表达效果。

　　第八，对萧延平"例言"和周贞亮"校正内经太素杨注后序"均做了注释和语译。

5.《金匮要略译释》（1991，上海科学技术出版社）

本书是在《金匮要略讲义》的基础上，以宋代林亿等诠次、明代赵开美校刻的《金匮要略方论》为蓝本进行解释。作者充分汲取国内有关《金匮要略》语译本、教学参考资料之长和本人教学经验，突出《金匮要略》的学术特色和主要精神。为使读者了解本书的沿革，对林亿等纂写的《金匮要略方论序》进行语译。

每篇篇首对篇名加以解释（包括病名沿革、合篇意义等），并概述全篇中心内容。

"原文"仍按《金匮要略讲义》格式排列，序号（一、二……）放置原文之后。

"校勘"必须服从"阐析"的需要。引用书名出处，可用简称，全书体例皆同。

"注释"对原文中难解的字、词、句的音义，做精当的注解，或充实必要的书证。

"语译"将原文直译成现代汉语，要求浅显易懂、明白晓畅。

"提要"提示原条文的重点内容和主要精神。

"阐析"属本书的核心内容，是在《金匮要略讲义》的基础上，紧扣原文，进行阐释，注意突出原文本义。对原文中的重点、要点、疑点，进行较深入的阐述、解释、分析或讨论；对注家的不同看法，亦在"按语"中予以说明；对原条文的归纳或小结，用图示或表格进行表述。

"选注"包括历代注家对原文有代表性的论注，因篇幅所限，一般只引两家。

6.《黄帝内经太素》上、下（2005，人民卫生出版社）

《黄帝内经太素》是分类编纂、研究、注解《内经》的早期著作，在医学史上与《内经》《难经》齐名，列为"七经"之一。是书由于成书年代久远，文字古朴，医理深奥，加之辗转刊刻，给读者阅读造成了一定困难。因此，对其进行整理研究出版，名曰《黄帝内经太素校注》，由原成都中医学院李克光、郑孝昌教授等校注。

《黄帝内经太素校注》是卫生部 11 部重点古医籍整理项目之一，此次校注仍保持原书体例、学术成果。本书突出特色：其一，以 1924 年萧延平兰陵堂刻本为底本，科学而确切，是校注成果的基本保证。其二，在原书基础上补足卷第

十六、第二十一、第二十二（尚缺卷第一、第四、第七、第十八、第二十）。其三，校注规则、凡例严谨，遵照卫生部《中医古籍校注通则》，并贯穿继承发扬、整理提高、古为今用精神，对原书做出整理研究。其四，在提要、原文、校注、按语方面体现了校注成果，内容宏丰，资料翔实。其五，书末附有校注后记，是整理者研究《黄帝内经太素》之结晶，有重要的学术价值。

李克光对底本、主校本、旁校本等版本的选择倾注了大量的时间和精力，在反复比较、深入分析研究中，留良劣汰，择其最佳，保证了该项研究有一个高起点、高水准。李克光对《太素》的另外一个贡献，是作者及成书年代的考证。此问题学术界存在不同见解，众说纷纭，皆有理有据，彼此均不能轻易否定。李克光对该书作者、成书年代、《太素》与《泰素》之争等诸多问题悉心研究后，提出姑且两存其说，并且提出了自己的观点。

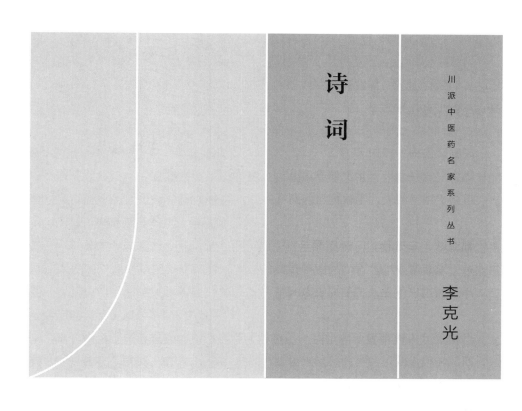

诗词

川派中医药名家系列丛书

李克光

兰室诗稿选集

成都武侯祠（1959 年春）
隆中早定三分策，北伐难成六出功。
道德文章垂两表，千秋祠庙仰高风。

都江堰、二王庙（1959 年夏）
神工鬼斧凿离堆，古堰涛声响若雷，
泽被西川成乐土，二王祠庙永流辉。

马岱墓（1959 年夏）
西凉转战入西川，马氏弟兄忠勇全，
鼎足难支刘汉业，无心图画上凌烟。

注：马岱墓地在广汉向阳场口，但成都武侯祠武将廊内未列马岱像。

成都名胜（1960 年春）
校书门卷竹常青，（望江楼）
丞相祠中遗像新，（武侯祠）
工部草堂多雅韵，（草堂寺）
桂湖香满读书亭。（新都桂湖）

注：校书，指东郊望江楼的薛涛女诗人。丞相，指诸葛亮，三国时蜀国丞相。工部，指杜甫，唐代诗人。读书亭，指新都桂湖，明时杨升庵杨状元。

登胜棋楼（胜棋楼在南京莫愁湖内）（1960 年春）
等闲敢作帝王师，国手何妨让胜棋，
杨柳楼台依旧在，长留名局启遐思。

成都望江楼诗二首

之一（1961 年春）

洪度故居何处寻，锦城东望竹青青，
江楼景共草堂美，千古诗人若比邻。

注：洪度，指唐女诗人薛涛。

之二（1961 年冬）

满园修竹染新霜，濯锦楼头望锦江，
惆怅浣笺人已渺，亭边古井冷斜阳。

喜闻成都动物园将由百花潭移往北郊（1962 年春）

昔日将军墅，今朝动物园，
盛名终不改，依旧百花潭。

新苗颂

兰蕙飘香暑气消，草堂棋会赞新苗，
由来国手推京沪，从此蜀中多女豪。

注：1965 年暑期，全国十省市少年儿童围棋赛在草堂寺举行，余应邀担任裁判长，成都张成华、何小任、孔祥明名列前三，严玲列第五，题诗一首，以表祝贺。

上卧龙岗（1972 年秋）

世情棋理两相通，荣辱盛衰变化中，
澹静高风千古颂，皆因成败论英雄。

西湖南山烈士陵祭扫九弟克谐墓（1978 年"五一"节）

烈士陵连虎跑泉，巍巍青塚向湖山，
岳王西子长相见，何用忠魂化杜鹃。

过落凤坡（1980 年春）

大军星夜取成都，未料途中万弩伏，

落凤坡前雏凤落，西川从此卧龙孤。

注：雏凤，三国时蜀国庞统、军师。龙孤，蜀国军师诸葛亮。

严颜庙（庙在蒲江石象湖畔）（1980 年春）

丹心昭日月，豪语壮山河，

巴蜀断头将，名扬正气歌。

夜游乐山大佛崖（1980 年秋）

千年大佛镇嘉州，多少诗人到此游，

最爱清秋明月夜，凌云崖畔听鱼讴。

夜宿大佛寺东坡楼（1980 年秋）

潇潇夜雨滴秋桐，重访凌云忆旧踪，

古寺钟声惊客梦，凭栏低唱大江东。

观棋

丹桂飘香秋气清，东坡楼畔会群英，

锋芒初试夸新锐，磨砺久经属老成，

对坐纹枰操胜算，横生妙趣见经纶，

难忘陈帅生前语，敬待能者夺冠军。

注：1980 年秋，全国棋类联赛在乐山大佛寺举行，名手云集，堪称盛会，吟成七律，以表祝贺。陈毅元帅所题四言棋诗中有"敬待能者，夺取冠军"二句。

武侯琴台（1980 年冬）

吊古犹存古，高台尚卧琴，

绝弦千百载，淡静有余音。

祝四川仲景学会成立（1981 年春）

长沙妙理有真传，珍重玉函金匮编，

莫道活人今乏术，承先启后仰群贤。

注：长沙，指张仲景，汉代医家，著《伤寒》《金匮》。

峨眉山诗二首（1981 年夏）

清音阁

览胜探奇上翠峦，清音阁畔听鸣泉，

小亭环绕两江水，曲径通幽一线天。

宿洪椿坪

洪椿晓雨细如丝，四面青山望眼迷，

忽听禅堂钟磐起，今朝顿觉少尘思。

贵阳别陈院长（1982 年春）

入坐春风耳目新，东山论道脩经句，

寻师未敢挥班斧，访友何妨学俞琴。

好客主人殊钦钦，思归游子意行行，

何当共剪西窗烛，夜话巴山共酒樽。

注：陈院长，原贵阳中医学院附属医院院长。俞琴，俞伯牙弹琴。

夜宿草堂，早起漫步园中（1982 年春）

广厦连云气象宏，满园翠竹映苍松，

春风二月草堂寺，人在梅花细雨中。

柳州柳侯祠（1982 年春）

文章大雅数风流，景仰柳侯入柳州，

古墓巍巍松柏茂，庙廊碑碣足千秋。

桂林阳朔泛舟（1982 年夏）

结伴同游逸兴多，奇峰夹岸尽嵯峨，

画船轻唱刘三姐，更有马郎来对歌。

注： 导游请重庆医学院马有度教授唱四川民歌。

望江楼中秋茶话会忆台湾友人（1982 年中秋）

共赏中秋月，难忘海外人，

昔年游子泪，今夜故乡情。

锦里山河美，江楼景色新，

刀环期已近，翘首盼归程。

崇州九龙沟（1983 年夏）

人言九寨风光好，我谓九龙景亦奇，

独怪放翁偏却步，已临佳景未留诗。

注： 放翁，南宋诗人，政治家陆游，在崇州居住多年。

陪樊培禄、刘云波等老教授赴渡口讲学（1983 年夏）

白鬓丹心志未休，老当益壮赞樊刘，

一番福幼全针语，满座春风拂渡头。

注： 渡口，今改名为攀枝花，百里钢城。

攀钢夜景（1983 年夏）

万家灯火映江心，阵阵红霞耀眼明，

莫讶深山龙蛇舞，金沙百里起钢城。

贺锦江棋院成立三周年（1984 年春）

濯锦江边景色幽，棋园高雅任悠游。

地灵自有人才出，不负耕耘三度秋。

合肥逍遥津（1984 年春）

逍遥津上逍遥游，碧水澄湖泛小舟，

指点魏吴征战处，萋萋芳草满沙坵。

赴雅安参加仲景学会学术会议

桃花时节访名城，雨后长街景更清，

雅水鱼肥增酒兴，蒙山茶好助诗情，

畅游胜地精神乐，细读宏文耳目新，

满座高朋夸盛会，同心共祝杏林春。

注：仲景，汉代中医学家。杏林，泛指中医。

三苏祠怀古（1984 年春）

扬马文章非等闲，李陈豪迈著诗篇，

岷峨自古多灵秀，难得苏家三大贤。

注：三苏祠，在眉山市内。扬马，扬雄、司马相如。李陈，李太白、陈子昂。

峨眉山伏虎寺讲授医经（1984 年暑期）

有心探太素，乘兴上峨眉，

古寺堪消暑，灵山好论医。

景观天下秀，书读古今奇，

览胜兼闻道，闲情寄小诗。

舟中即兴（1985 年夏）

楼船百尺出吴淞，灯火夕阳相映红，

一枕清流消盛暑，三旬劳汗付长风。

朝过京口白云下，暮入寻阳夜月中，

锦绣江南观不尽，归舟已至汉阳东。

注：1985 年暑期赴上海科学技术出版社校稿，事毕乘船返武汉。吴淞，上海

吴淞口，此行的起点。京口，古地名，今江苏镇江市。

登重建黄鹤楼（1985 年夏）

崔公名句冠诗坛，太白来此也自谦，

依槛欲乘黄鹤去，登楼宛在白云间。

注：崔公，唐代诗人崔颢，著黄鹤楼诗，极有名。太白，即李白，唐代大诗人，人称诗仙。

伯牙琴台（1985 年夏）

琴台幽雅汉江边，钟俞交情万古传，

日暮登临寻胜迹，似闻流水与高山。

注：钟俞指钟子期、俞伯牙，伯牙弹琴，子期会意，为知音。流水与高山，古曲名。

小住双流棠湖（1985 年夏）

锦水通岷水，棠湖似桂湖，

窗明堪对弈，夜静好观书。

参观南阳医圣祠（诗四首，1986 年暑期）

遗像巍峨医圣祠，活人妙术蕴玄机，

轩岐仓扁皆先圣，金匮玉函仰仲师。

注：轩岐仓扁，指黄帝、岐伯、仓公和扁鹊，古代医圣。

仲景功高阐六经，伤寒杂病理分明，

立方用药倡随证，从此医家有准绳。

注：张仲景《伤寒论》有"知犯何逆，随证治之"二语，成为中医学"辨证论证"的至理名言。

五禽健体起沉疴，术擅青囊奇效多，

刮骨疗伤称独步，名驰三国赞华佗。

注：五禽，华佗首创养生健体的五禽戏。

药王美誉赞真人，年过百龄老寿星，
爱向深山寻异草，长留名著重千金。

注：药王，指药王菩萨孙思邈。千金，指孙思邈著的两本医书《千金要方》《千金翼方》。

诗三首（1986 年中秋）

和成恩元教授

半生心事讬轩岐，学海无涯未易知，
难得他乡逢故友，中秋明月又敲棋。

注：1986 年中秋由南阳赴十堰参加"东风杯"老年围棋赛。

参赛

手谈镇日费筹量，信有高贤出武当，
趋边突腹争胜券，老夫也发少年狂。

注：手谈，即指下围棋。武当，湖北武当山，道家圣地。趋边突腹，均为围棋术语。

捧杯

功成九战捧金杯，得意东风奏凯回，
顾我同行皆皓首，无人信是冠军来。

祝贺中国女排五连冠（1986 年秋）

排坛对垒臂频挥，隔网争锋似迅雷，
巾帼英雄多壮志，频传捷报捧金杯。

梁平听大块法师讲述双桂堂故事（1987 年秋）

禅堂留胜景，大块有文章，

说罢兴衰事，满庭丹桂香。

注：大块法师，重庆梁平，大块法师亲讲双桂堂故事。

围棋养生（诗二首）（1988 年暑期）

难能胜败两欣然，静气平心自不凡，

何用灵丹延寿考，忘忧清乐在枰边。

一生乐事在纹枰，流水行云品自清，

常向静中参妙理，和光到处有天心。

赠明朗、张敏二位老棋友（1988 年冬）

清乐忘忧喜于谈，胸怀大局远嗔贪，

举棋常忆声声慢，宁静自能悟妙禅。

赠败者

败亦欣然品最尊，岂因得失忧真情，

来朝相约纹枰会，又是夺标问鼎人。

注：夺标问鼎人，夺取最后胜利的人。

赠观棋多语者（1989 年冬）

莫笑他人出手低，请君登场也低迷，

旁观不语真君子，何用夸夸妄论棋。

弈棋有悟（1989 年冬）

意在子先方得意，神游局内始通神，

绝招每伴绝途出，妙着还从妙想生。

将至合肥途中怀古（1990 年春）

难将弱晋抗强秦，流断投鞭势可惊，

堪羡谢公风度好，纹枰挥洒笑谈兵。

注：谢公，东晋时谢安，著名宰相，以弱胜强，淝水之战。

包公祠（1990 年春）

巍巍庙像塑清廉，铁面无私执法严。

朝野奸贪皆丧胆，流芳千古仰青天。

合肥参加"芳草杯"棋赛后上黄山遇雨诗二首（1990 年春）

天涯何处无芳草，步上黄山人已老，

夜雨潇潇棋未终，松涛乍起天将晓。

雨后青松不染尘，黄山景色倍清新，

晓来未尽手谈兴，又向明窗棋一枰。

再至西昌（1990 年夏）

一别西昌十六年，重来自笑鬓毛斑，

芦山面目犹能识，邛海浪涛仍可观，

市井繁华今胜昔，农家幽静富而安，

恰逢细雨微风日，又向烟波泛钓船。

率省卫生考评团入住乐山八仙洞宾馆有感（1990 年夏）

八仙洞中学仙难，落日向红去又还，

但愿乐山成净土，评功何用卫生团。

登大佛崖远眺乌尤寺（1990 年夏）

平生未作汉嘉守，也向凌云载酒游，

大佛崖边极目望，江山如画赞乌尤。

白帝城武侯庙（1991年春）

难得君臣鱼水情，两朝开济仰先生，
鞠躬尽瘁垂楷范，千古名高白帝城。

舟中望神女峰（1991年春）

船到巫山十二峰，层峦叠嶂雾蒙蒙，
几回翘首望神女，总在虚无缥缈中。

过昭君故里（1991年春）

社稷安危赖和亲，鬓眉能不愧昭君，
琵琶难解思乡恨，夜夜子规啼到明。

舟中望屈原祠

大江东去浪千重，遥望祠堂吊屈公，
穷路犹怀报国志，离骚千古仰诗宗。

九江烟水亭，点将台（1991年春）

名亭美景水涵烟，槛外涛声涌巨澜，
遥想周郎点将日，风流儒雅胜阿瞒。
注：周郎，指周瑜。阿瞒，三国时曹操的小名。

登浔阳楼（1991年春）

一曲琵琶动客愁，白公雅事重千秋，
浔阳江上多名胜，有幸登楼半日游。

与明朗、辛夫、张敏诸老同登庐山（1991年春）

舟中三日少尘气，一上名山更有神，
李白飘然才盖世，毛公慷慨气凌云。

诗情画意仙人洞，山色湖光五老亭，
何幸同游皆寿考，凌风徐步任攀登。

注：毛公，指毛泽东主席。

登庐山，井冈山赠同行诸青年（1991年春）

老去原知行路难，全凭少壮护车船，
解衣推食情谊重，敬老尊贤礼让先。
事事关心无怨诽，般般具体免愁烦，
助人为乐好风格，盛会长怀两处山。

参观井冈山革命纪念馆（1991年春）

劈土开疆第一功，井冈儿女尽英雄，
难忘昔日星星火，燎得神州遍地红。

祝贺第六届"劲松杯"老同志围棋赛落幕（1991年春）

高朋云集井冈山，黑白纵横战局酣。
莫道屠龙人已老，雄风依旧似当年。

注：屠龙，杀掉对方的一条龙（棋）。

参加首届"教授杯"围棋赛

临危受命挽狂澜，保得金杯留蜀川，
寄语君山休抱憾，来年应约访台湾。

注：君山，台湾清华大学沈君山校长。1991年暑期首届教授杯围棋赛在成都金牛宾馆举行，台湾清华大学校长沈君山、教务长蒋亨进应邀参赛，比赛采用积分循环制，比赛结果，列前六位者依次为成都李克光、台湾沈君山、成都阙再忠、台湾蒋亨进、成都马嘉衍、广州陈志行。台湾围棋会长应昌期先生亦莅会表示祝贺。盛况空前，爰题小诗抒怀。

留别苏州冯院长（1992 年春）

我住蜀江头，君家扬子尾，

江山远阻隔，共饮长江水。

锦里花虽茂，姑苏景更美，

"劲松"结友谊，高义铭心髓。

谢宫本直毅九段赠扇（1992 年秋）

玄游益智指迷津，深谢高棋赠扇情，

从此运筹增广远，拂开尘俗见清新。

注：1992 年秋，日本玄游会棋友来成都访问，宫本九段任技术指导。因面部发热，面色红赤，严重时可见斑疹，余用中药化斑汤取得显效。宫本九段赠送白扇一柄，上书"玄游"二字。

川中各县卫生考评，巴县名列第一，冒雨前往颁奖，并题诗志贺

连天风雨洗尘埃，处处清芬绕玉街，

商隐若知今日景，巴山夜话应重来。

注：商隐，即李商隐。

贺富顺县中医院新建门诊部开业（1993 年春）

桃李报春风，门庭气象宏，

奇方徽海上，妙品备笼中，

岂为陶朱富，欲襄华扁功，

高风追范令，忧乐预民忡。

注：陶朱，古代的富户，扶助越王勾践。华扁，古代华佗、扁鹊，医名颇大。

铜陵天井湖

天井湖中赏牡丹，何妨对井且观天。

湖滨若有桃源路，愿效渔郎任往还。

忆台湾棋友（1993 年夏）

锦城一战识君山，才艺超群信不凡，

乐在棋中逢畏友，天涯芳草忆高贤。

注：1993 年夏，台湾清华大学邀约组团访台，余因故未能成行，题诗一首以表歉意。

喜迎吴清源大师访问锦江棋院，诗二首（1993 年秋）

少年有志赴东瀛，艺海邀游六十春，

一代宗师垂楷范，梅花愈老愈精神。

棋坛美誉贯中日，半世辛勤倡革新，

锦水秋风迎圣手，与君共话剑南春。

贺第九届"劲松杯"老年人围棋赛在成都开幕（1994 年春）

铜都才话别，锦里又谈兵，

老骥能驰骋，长龙任纵横。

当枰争胜负，对酒叙寒温，

共赏棋中乐，"劲松"百代春。

第九届"劲松杯"四川队荣登榜首（1994 年春）

铜陵去岁接棋回，锦水今春战鼓催，

捷报频传登榜首，川军初捧"劲松杯"。

兰州刘家峡（1994 年夏）

莫道黄河水不清，刘家峡内碧澄澄，

改天换地谈何易，亿万斯民尽圣明。

兰州黄河铁桥（1994 年夏）

百年风雨任飘摇，救国歌声逐浪高，

见证中华新气象，母亲河上第一桥。

参加四川省运动会老年围棋赛九战全胜（1995 年春）

清晨漫步草堂西，自笑白头还赛棋，

九战成功居榜首，春风得意浣花溪。

宜昌市参加第十届"劲松杯"四川队二连冠

乘风破浪下江陵，喜占"劲松"第二春，

赛罢归期君莫问，白云黄鹤计行程。

注：江陵，古地名，今宜昌一带。

参观虢亭三国城

三国战场旧有名，陆郎纵火鬼神惊，

千秋应解吞吴恨，化作春风拂古城。

重游东湖有感（1995 年春）

烟波浩渺泛渔舟，忧忆昔年几度游，

似觉而今湖面小，湖滨野景变高楼。

谢宫本九段再次赠扇（1995 年秋）

东瀛客至正逢秋，对酒评棋夜未休，

德艺俱佳推国手，谢居两度赠玄游。

应邀访问香港（1995 年春）

一经广九便香江，赴访何须嫌路长，

行看金瓯复整日，待君同庆五粮觞。

注：金瓯，比喻疆土完固，亦指国土。五粮觞，五粮液美酒。

西安参加第十一届"劲松杯"四川队三连冠（1996年春）

长安春到柳丝青，太白酒家赛玉枰，

协力同心争胜卷，"劲松"三次属川军。

参观西安碑林（1996年夏）

银钩铁画好书法，真草篆隶罗百家，

天下碑林行处有，长安瑰宝冠中华。

南京邓演达墓（1996年夏）

正气凛然赞演达，忠心救国振中华，

壮年被害身先死，墓道苍松日影斜。

注： 邓演达，民国时期上将军衔，也是农工民主党创建人。

再至秦淮河

还游无意避风沙，又向秦淮觅酒家，

四十年前闲步地，高楼夹岸尽豪华。

重游扬州宿瘦西湖宾馆

久别扬州二四桥，重游旧地涌心潮，

可怜一隅西湖水，月白风清夜听箫。

注： 扬州的二十四桥很有名，在瘦西湖内。

重游寒山寺（1996年夏）

古寺辉煌不夜天，钟声朗朗未能眠，

枫桥明月依然在，照遍五洲万里船。

江油太白公园（1997年春）

当年伯仲推工部，此地园林胜草堂，

同时天涯沦落客，千秋诗卷共流芳。

欢庆香港回归（1997 年夏）

百年国耻今昭雪，喜看香江完璧回，
亿众欢歌迎一统，神州大地响春雷。

北海银滩与马公对弈（1998 年暑期）

无际银滩白浪高，当枰把酒任逍遥，
虽然阳朔风光好，避暑还推北海潮。

老来无事喜交游，万里航空赴美洲，
一夕手谈留韵事，"金鸡独立"抗韩流。
注：1998 年暑期，应邀赴美参加围棋赛，对阵韩国业余高手叶六段时，收官
阶段在右下角弈出"金鸡独立"取得胜利。

参观酒泉市（1998 年秋）

曾读昔人幻想诗，有泉话酒事难知，
而今目睹酒泉市，物阜民安甲陇西。

西出阳关（1998 年秋）

莫道阳关无故人，今朝结队往西行，
长亭才饮葡萄酒，又见玉门柳色青。

参观人皮鼓（1998 年秋）

人皮作鼓首为杯，严惩贪污警后来，
封建王朝犹反腐，如今岂可乱贪财。

敦煌石窟（1998 年秋）

石窟观光游兴浓，堪夸鬼斧与神工，
莫嫌边塞人烟少，今日敦煌四路通。

敦煌沙山月牙泉（1998 年秋）

沙山环抱月牙泉，绿水长年永不干，
莫道边疆无妙境，黄沙亦可聚成山。

乌鲁木齐葡萄园（1998 年秋）

才离赤地火炎山，又入清凉绿荫天，
满案葡萄迎远客，轻歌曼舞庆丰年。

喀什班超像亭（1998 年秋）

男儿有志请长缨，投笔从戎万里行，
三十六骑能定远，长留石像后人钦。

棋龄满七十年抒怀（1999 年春）

幼小读书便学棋，更兼少壮遇良师，
常教边角根基固，谨慎中原路径歧，
游艺依仁多韵事，以文会友助新诗，
流光易逝催人老，转眼棋龄过古稀。

再游崇州怀远镇、街子镇（1999 年中秋）

旧地又重游，暌遗三十秋，
荒洲成闹事，古寺建新楼，
昔至蒙青眼，今来愧白头，
沧桑原正道，无意问沉浮。

与成忠兄一家在街子度假村欢度中秋（1999 年中秋）

老来最喜晤相知，况是中秋佳节时，
难忘今宵长夜饮，月圆花好又敲棋。

2000 年春节赴京参加"炎黄"杯老年围棋赛

轻车日日访长街，为向"炎黄"问道来，

七载连捷登榜首，元宵喜奏凯歌回。

2000 年春赴河南参赛游开封清明上河园

三月清明访汴京，上河漫步话楸枰，

十年几度冠军梦，惭愧棋坛妙手名。

注：汴京，宋朝都城开封称汴京。

2001 年春节赴京参加炎黄杯棋赛再列第一

春到京华瑞雪飞，家家欢笑伴歌吹，

葡萄未饮心先醉，元夜两番捧玉杯。

2001 年九月赴京参加"开发杯"棋赛，车厢弈棋

两奁黑白是行装，北上何愁路漫长，

一局劫争犹未了，客车已过石家庄。

注：车厢，作者乘火车上北京。两奁黑白，简易的围棋棋子。

南池漫步

九月京城处处花，南池漫步夕阳斜，

笑看昔日宫墙柳，轻拂园庭百姓家。

与明朗（84 岁）、马云鹏（73 岁）二老同车返蓉（2001 年秋）

七三八四两相安，何惧阎罗催命签，

不用名医司保健，纹枰胜似延龄丹。

大蓉和酒会（2001 年冬）

二十年前唱骊歌，今宵重聚大蓉和，

高朋满座皆无恙，共话纹枰乐事多。

注：2001 年 12 月 26 日，曾德昌医生由美国返蓉探亲，于大蓉和酒楼宴请旧
日棋友，恰逢孔祥明（女）八段由日本返蓉定居，故人重聚，感慨万千，即席成
诗留念。

"炎黄敬老杯"围棋赛三连冠（2002 年春节）
八十棋风渐觉衰，聊将剩勇鼓余威，
马年喜遂识途愿，三捧炎黄敬老杯。

过北戴河（2002 年春）
魏武挥鞭处，毛公游泳时，
滔滔白浪涌，美景任题诗。
注：魏武，指曹操。毛公，指毛主席。

赴哈尔滨参加"劲松杯"围棋赛（2002 年春）
客自西南来，远游东北界，
天涯若比邻，浪迹松江外。

抒怀（2003 年）
老友新朋会锦城，"劲松"最喜剑南春，
八旬何幸九连胜，长养和光自有神。
注：2003 年 4 月，第十七届"劲松杯"围棋赛在成都举行，本人九轮全胜，
名列第一。和光，形容人和气有光彩，心态和平，道德高尚。

华清池品茗
华清池水煮香茗，小飞霜暖憩似春，
忍教玉环长抱恨，名园美景慰芳魂。
注：飞霜殿在华清池畔。玉环，唐明皇妃子杨玉环。

观兵马俑

阿房一火蔓三秦，草莽揭竿除暴君，

安国岂唯兵马壮，兴衰自古系民心。

注：阿房，阿房宫，秦皇宫。草莽揭竿，陈胜、吴广农民起义。

2003 年棋赛，成都、北京、西安三次夺冠（2003 年冬）

四月春风拂剑南，北京秋暖又攀丹，

西安七战称完胜，笑看劲松耐岁寒。

别九猪功（2003 年冬）

温良敦厚九猪功，珍重友情系日中，

昨夜华筵迎远客，今朝风雪送新朋。

注：九猪功，日本奈良是中日友好协会会长。

东大寺鹿群（2003 年冬）

古寺风清不染尘，庙前漫步赏鹿群，

莫嫌牲畜少灵性，临别依依似解人。

游富士山（2003 年冬）

箱根昨夜浴温泉，今日同游富士山，

最喜满山皆白雪，隆冬到此不知寒。

注：箱根，日本旅游温泉胜地。

东京逢成田胜（2003 年 12 月）

当年酒会锦官城，妙语连珠四坐惊，

何幸今朝行万里，羊年瑞雪又逢君。

注：成田胜，日本富士通公司宣传部部长。

2004 年（甲申）春节

送别吉羊去，金猴又闹春，
漫天飘瑞雪，万户桃符新。

2004 年第 18 届"劲松杯"在济南举行，四川队夺冠

不冠"劲松"已八年，今春捷报又回川，
捧杯还仗曾夫子，借得东风到济南。
注： 曾德昌、曾子林二位列科教组第一。

干组张、王、李，教科有二曾，
降龙须勇将，夺冠仗强军，
当局求完胜，举殇酬壮行，
凯歌归锦里，慷慨忆泉城。

参观孔庙（2004 年夏）

宫墙万仞柏参天，百代宗师仰杏坛。
家国欲求长治策，由来教化最为先。

登泰山（2004 年夏）

幼年曾读泰山诗，皓首登临未觉迟，
无愧狱中尊首领，文宗自古仰三齐。

游济南大明湖（2004 年夏）

千里游踪赴济南，名城到处有甘泉，
大明湖上风光好，四面荷花绕客船。

太行山锡崖沟挂壁路（2004 年 8 月）

面壁功成三十年，凿开鸟道见平川，
太行山上惊回首，挂壁路中一线天。

王莽岭怀古（2004 年 8 月）

王莽岭中古战场，猛追刘秀走南阳，

中兴还仗云台将，留得凌烟姓字香。

注：刘秀，东汉开国皇帝。

太行山寒柳（2004 年 8 月）

东风犹忆报春时，霜降依然绿满枝，

长在深山人未识，岁寒三友是相知。

颐和园赏梅即兴

颐和园中花正香，"劲松"老友聚山庄，

梅开二度风光好，不负高名水井坊。

注：在湖滨梅花树下与四川水井坊队队友张照禄、曾德昌二位教授合影留念。

赴广安参观小平故居，并祝小平同志百年华诞（2004 年夏）

百年华诞九州庆，两制奇功四海钦，

已报小康迎盛世，长留遗爱在南巡。

重游南充（2004 年夏）

五十年前此地游，嘉陵江上泛轻舟，

而今古市翻新貌，自笑书生已白头。

西充纪信广场（2004 年夏）

逐鹿中原楚汉争，舍身解难纪将军。

楚河汉界今安在，石像长標义士名。

游太白山于太白山醉卧处清泉净手（2005 年春）

高山飞瀑似行云，幽谷林泉旷我心，

涤却人间烟光气，文风从此应超尘。

登阆中滕王阁（2005 年秋）
滕王高阁枕巴山，千载游踪尚未残，
步上峰头观故郡，嘉陵秋水共长天。

巴中将帅碑林（2005 年秋）
为救人民苦难深，甘将血肉筑长城，
丰功伟绩留天地，绿水青山鉴古今。

第二十届"劲松杯"棋赛，四川队再次三连冠（2006 年夏）
五马连环战太原，成功卫冕庆连冠，
劝君莫笑廉颇老，敢把余烘献玉盘。
注：余烘，余热。玉盘，棋盘。

秀湖山庄健康修养（2006 年夏）
健康修养入山庄，心静何愁夏日长，
峨秀湖边风景好，悠游自在水云乡。

秀湖花园散步（2006 年夏）
秀湖多秀色，花径百花香，
闲步绿云里，微风送晚凉。

别合肥（第二十一届"劲松杯"棋赛四川队降为第三）（2007 年春）
折战芜湖四月天，莺歌燕语别江南，
兵家胜败寻常事，淝水春风送我还。

仪陇参观朱德元帅纪念馆（2007 年夏）
身经百战统三军，无愧元戎第一人，

伟绩丰功昭史册，甘棠长志故乡情。

南充陈寿路（2007 年夏）
西山古有读书亭，今日长街又识君，
翰墨流芳称后彦，名有斑马著三分。
注：陈寿编写的《三国志》，堪与《史记》《汉书》媲美。

青城后山金鞭崖小住（2007 年夏）
人道青城天下幽，寻幽更向后山游，
金鞭崖下消炎暑，七月清凉似九秋。

2007 年夏，晋陕京川老同志围棋赛在黄龙古镇龙溪茶楼举行，吟成小诗以纪盛况：
老友新朋共手谈，登楼远望水含烟，
龙溪古镇饶诗意，浮想当年万里船。

贺"晋川"联队荣获第二十二届"劲松杯"围棋赛冠军（2007 年 5 月）
日丽风和五月天，"晋川"联袂下江南，
纹枰小试屠龙手，黄浦江头唱凯还。

赠队友曾子林（2007 年 5 月）
刚柔克济属中坚，何逊名列鼎甲三，
难得连年居第四，苍松不改旧容颜。
注：子林同志参加第十九、二十、二十二届"劲松杯"棋赛，三次均获个人第四名，成绩稳定，特赠诗留念。

参加北京"开发杯"围棋赛获得五连冠（2008 年秋）
莫言耄耋难争先，"开发"连冠已五年，
若问当枰操胜诀，平常心态远嗔贪。

贺王永黔同志荣获第二十三届"劲松杯"棋赛个人冠军（2009 年冬）

一剑十年磨，今宵好梦圆，

"劲松"多韵事，难忘井冈山。

注：第二十三届劲松杯围棋赛在井冈山举行。第九次获得"健思杯"个人第一。

老来喜捧"健思"杯，榜首已登第九回，

若问临枰常胜诀，还从"亦理指归"来。

医龄满六十年自勉诗二首（2010 年春）

流光催我鬓毛斑，转眼医龄六十年，

学海渊深无止境，康强征路待扬鞭。

莫谓呻吟非召唤，须知谨慎系安危，

勤求古训探真理，博采众方悟指归。

别山东友人（2011 年春）

十年三次访齐鲁，只为"劲松"结友情，

儒教古尊孔至圣，艺林今赞孟尝君，

梁山水泊昔曾慕，青岛风光忆尚新，

容日锦城邀坐隐，待君共话剑南春。

悼陈祖德九段（2011 年冬）

自惭无术可回天，痛悼棋坛失大贤，

超越文章夸国手，长留风范在人间。

参加京陕晋川老年围棋赛名列 A 组第一（2012 年春）

九十尚能获冠军，当枰自有好心情，

天公再许十年寿，学得高棋过百龄。

注：过百龄，一语双关，围棋界名人，超过百岁。

移居金牛西苑（2012 年春）

红杏成林夸董奉，黄花满径慕陶潜，

移居应遂归林愿，惭愧浮生九十年。

祝贺第二十七届"劲松杯"老年围棋赛在成都举行（2013 年春）

"劲松"盛会锦城西，满座高朋喜对棋，

局局翻新多妙趣，筹添海屋颂期颐。

读张延杰医师《飞絮集》有感（2015 年春）

半师半友倍关情，六十年前共苦辛，

"飞絮"如云思逝水，晚晴堪慰故人心。

棋诗两首（2015 年"五一"节）

勉四川围棋队

围甲方升便降乙，兵家胜败事难知，

蜀中子弟多才俊，卷土重来信可期。

赞小将廖元赫荣获新人王

廖君才艺冠棋坊，元气灵通血气刚，

赫赫英名夸小将，好钢百炼自成王。

学术年谱

川派中医药名家系列丛书

李克光

1922 年，出生于四川省成都市。

1926—1931 年，在祖父李熟先处读私塾 5 年。

1931—1933 年，直升高小，在华阳小学毕业。

1933—1934 年，在成属联中读初中。

1934—1936 年，转学到成公中学，直到初中毕业。

1936—1939 年，成公中学，直到高中毕业。

1939—1942 年，休学，跟父亲学中医。

1943—1948 年，考取四川大学农学院桑蚕系，并毕业。

1948—1948 年 7 月，在川北高级蚕丝职业学校任教。

1948 年 8 月，回成都，在李斯炽诊所作助手。

1950 年，参加成都市卫生工作者协会，中医学会任组长、学委。

1951 年，参加成都东城区预防医学训练班学习。

1953 年，参加成都中医进修班第三期学习（上午门诊，下午学习）。任成都中医学会学术秘书处处长（负责主编四川省中医学会教材）。李斯炽、李克光参加统战部组织的中医组学习。

1954 年，参加崇庆羊马流行病——水肿的治疗。四川省组织 7 名医生，1 个月完成任务，由李克光写了总结报告。

1955 年，诊所看病。

1956 年 5 月，调入四川医学院中医教研组，任教师、医生。《医学三字经简释》，四川人民出版社出版，作为西学中教材。又编《祖国医学》《中药学讲义》等教材。当年参加中国农工民主党，任支部主任。

1957 年，四川医学院中医科成立中医病房，李克光和张启光（西医医生）负责病房管理，参加再生障碍性贫血、出血病的科研工作。

1958 年，被选为第三届全国青年代表，到北京开会。（四川共有 20 多位，李克光为医卫界唯一代表）

1959 年，参加四川省级机关水肿病（大流行）的防治。从 1956 年起，除中医外，还在四川医学院担任传染病和结核病的会诊工作。

1960 年，被派往南京中医学院温病进修班学习。

1961 年，水肿病平息，返四川看病，上门诊、进病房、搞科研。

1963 年 10 月，任成都中医学院院长助手，完成《实用内经选》60 多万字，是院长研究《内经》的心血之作，但"文革"时遗失。

1964 年，为本科生授课，讲《诊断学》和《中医内科学》。

1966 年，"文革"开始，调到和盛卫校教书、上门诊，带教大半年（下乡巡回医疗）。

1967—1968 年，成都中医附院内科诊室继续门诊。

1969 年春，旺昌带习，巡回医疗。

1969 年下半年，借调重庆铁二局矽肺病医院。

1970 年春，调回成都中医学院，派往盐亭县贫下中农医学院教学兼带习。教内科、诊断，学制二年，与四川医学院、成都中医学院合办，培养中西结合医生 100 多人。

1970 年 10 月，回崇庆县部队红心山劳改农场半年。

1971 年春，奉四川省卫生厅商调回蓉，到气管炎研究室带两名西学中学生，去古兰、西昌等地为首长治疗气管炎。

1972 年，到宜宾带习。

1973 年，回成都中医学院附属医院任中医科主任，成都中医学院任中医基础理论教研室主任。

1974—1975 年，在重庆、西昌带习。

1975—1976 年，中医基础理论教研室负责人，在五通桥带习。

1978 年，上课、带习。参加全国中医教材编写，四川省科技顾问团成员，四川省卫生志编委会常委，四川省中医高级职称评审团副主任委员，《实用中医内科学》7 个主编之一，《全日中医年鉴》编委会常委，《金匮要略》教材主编。

1979 年，任成都中医学院副院长。

1980 年，任成都市政协副主席，成都市农工主委，四川省政协常委。完成《金匮选读》全国统编教材，任主编。

1981—1982 年，受聘为全国首批硕士研究生导师，以后数年陆续培养多名硕士研究生。

1983 年，任四川省政协文、体、卫组主任委员。

1984 年，开始整理《黄帝内经太素》香港出《金匮选读》。

1985 年，完成《金匮讲义》，1987 年完成《金匮教学参考书》。

1985 年，正式调入四川省中医研究院，参与建院事宜。并选入农工党中央委员，中常委。

1990—2004 年，四川省农工门诊与省药材公司联办，每周四下午应诊。

1991—1997 年，任老年保健大学名誉校长并亲自讲"养生""中药"。

1999 年，经中央组织部批准，从农工党省委主委、四川省政协、全国人大退出。